교정용 브라켓 선택의 기본 가이드

인생이라는 여정의 한가운데
나는 어두운 숲에 들어서서
가야 할 길을 잃어버리고 말았네.
... 그리고 우리는 앞으로 나아가
다시금 별들을 바라보았다.

Dante의 신곡, Divine Comedy.

제 2 판

교정용 브라켓 선택의 기본 가이드

Fundamentals of Orthodontic Bracket Selection
A User Guide

John C Bennett 저

정 민 호 · 백 철 호 역

대한나래출판사

DaehanNarae Publishing, Inc.

Deokwon Bldg. #202
102-65 Yongdu-dong
Dongdaemun-gu
SEOUL 130-820, KOREA
TEL: +82-2-922-0840
FAX: +82-2-922-0841
E-mail: dhpub@chol.com
Website: www.dhpub.com

Translation of Fundamentals of Orthodontic Bracket Selection - A User Guide
2nd Edition
by John C Bennett

ISBN 978-0-9564555-1-2

Translated into Korean by DaehanNarae Publishing, Inc.

ISBN 978-89-5741-235-0

Printed in Korea

서문

이 책은 내가 10개월간 미뤄 놓았던 기간을 포함하면 2년간 준비한 것이다. 자료들을 조직화하여 연결시키는 것은 어려웠지만 마침내 결과물을 보일 수 있게 되었다. 브라켓을 선택할 때 임상적인 우선순위를 설명하고 혼란스러운 여러 가지 견해에서 균형을 찾는 방법을 알려 주기 위해 이러한 책이 필요하다고 믿었고, 이제 이 책을 여러분께 권하고 싶다. 사실, 전 세계에서 수백만 개의 브라켓이 매년 사용되고 있는데, 이 책이 이러한 중요한 주제에 초점을 맞춘 첫 번째의 책이라는 것은 놀라운 사실이다.

책의 형식은 이전의 저서와는 다르다. 이 책은 브라켓의 설계와 성능이라는 기술적인 면을 다루고 있기 때문에 이번에는 전체적인 증례는 포함시키지 않았으며, 책의 분량은 적게 하여 되도록 많은 사람이 볼 수 있게 하였다. 나와 나의 동료 공저자들은 이전에 치료 단계별로 정리된 많은 증례를 출간하였기 때문에 독자는 우리의 다른 책에서 증례들을 찾아볼 수 있을 것이다. 각각의 참고문헌은 각 장의 마지막에 기술해 놓았다.

3년 전 이 책을 시작할 때, 나는 브라켓 설계에 관한 영역으로 책의 내용을 한정하고 훌륭한 교정치료를 제공할 수 있는 적절한 설계에 대해 설명하기로 결심했다. 이 책은 참고문헌으로서의 자료라기보다 임상 지침서이며 쉬운 방식으로 쓰였다. 특정한 제조사의 특정한 브라켓의 장단점을 아는 것은 별 도움이 되지 않기 때문에 제11장의 리스트를 제외하고는 상품명 기술은 피하였다.

조판 및 출판 과정에 한결같이 도움을 주고 수고해 주었던 Jane Rose, Anne-Marie Gilbert와 Direct Approach 팀에 특별한 감사를 표한다. 이전의 책과 마찬가지로 일러스트는 저자에 의해 Freehand™과 Illustrator™을 이용하여 제작되었다. 모든 임상 사진(그림 3-10, 7-7, 7-11, 10-5 제외)은 저자 혹은 Dr. McLaughlin의 증례 파일에서 인용되었다. 이 책은 '2판'으로 출판되었으나 소프트 커버의 1판은 예비 판으로서 2009년 11월 중동에서만 출판되었다.

이 서문은 나의 절친한 친구이자 존경하는 동료인 Dr. Rick McLaughlin에 대한 언급 없이는 완전해질 수 없을 것이다. 그는 영감을 주는 스승이자, '바르게 하기'를 원하는 세계의 수백 교정의사들을 위한 생각의 리더인데, 교정의사들은 그에게 감사의 빚을 지고 있다.

나는 그에게 정말 큰 빚을 지고 있다. 그는 이 책을 쓰는 는 데 참여하지 않았지만 후에 다시 한 번 그와 함께 책을 출간할 예정이다.

이 새로운 책을 쓰게 된 동기는 앞서 저술된 책들과 마찬가지로 교정의사에게 중요한 것이 무엇인가 하는 지침을 동료에게 제공하고, 환자에게 더 나은 치료를 제공하기 위한 것이다.

나는 여러분이 이 책을 즐겁게 읽고 이 안에서 유용한 정보를 찾을 수 있게 되기를 기대한다.

2010년 10월

John C Bennett

역자 서문

1997년 McLaughlin, Bennett과 Trevisi에 의해 만들어진 "MBT prescription"이 아직도 전 세계적으로 가장 많이 사용되고 있다. 그러나 Bracket의 prescription이란 여러 사람의 데이터를 평균 낸 것이기 때문에 다양한 민족과 개인의 다양한 치아 형태에 완벽하게 맞을 수 없고, 그 때문에 여러 번 새로운 prescription이 소개되고 개발되었으나 아직도 MBT prescription을 대치할 만한 prescription은 나오고 있지 않다. 10년 넘게 하나의 prescription이 전 세계적으로 통용되어 오고 있다는 사실로 MBT prescription이 비교적 임상적으로 완성된 prescription이라는 것을 증명해 보이고 있다.

그야말로 깎아 놓은 듯한 영국 신사인 Dr. Bennett을 알게 된 것은 역자들과 같은 Angle Society(Southern Californian component)의 회원인 Dr. McLaughlin을 통해서였다. 임상가들에게 잘 알려진 Dr. McLaughlin뿐 아니라 Dr. Bennett과 Dr. Trevisi 두 분도 훌륭한 저술가이자 임상가이다. 미국과 유럽 그리고 남미를 대표하는 3분의 임상가가 모여서 만든 MBT 개념이 긴 생명력을 유지하는 것은 어쩌면 그 당시 이 분들이 최근 유행하는 통섭(consilience) 감각을 지니고 있었기 때문일지 모른다는 생각을 해본다.

Mosby 출판사에서 발행된 McLaughlin, Bennett, Trevisi 공저 "Systemized Orthodontic Treatment Mechanics"("체계적인 임상교정치료", 박영철, 백형선, 박인권, 황충주 역, 신흥인터내셔날)가 명실공히 교정과 수련의 및 교정을 배우고자 하는 치과의사의 대표적인 텍스트북이라는 것에는 이견이 없으리라 생각된다. 여기에 브라켓을 중심으로 교정치료의 가장 기본적인 부분(브라켓이라는 부착식 장치를 이용하여 치아를 정확하게 움직여 정밀한 교합을 만들어 주는 것)의 중요성을 강조한 본서를 추가한다면 현대 교정학의 메인스트림인 preadjusted appliance의 개념을 잡는 데 더할 나위 없는 조합이라고 생각된다.

이 자리를 빌려 기꺼이 책의 출판을 맡아 주신 대한나래출판사 최용원 사장님께 다시 한번 감사를 드린다.

2012년 1월

역자 **정 민 호, 백 철 호**

목차

1

CHAPTER

왜 이 책인가?

왜 이 책인가?

"당신은 몇몇 사람을 영원히 바보로 만들 수 있다. 그리고 그것이 당신이 집중해야 할 일이다."

George W. Bush, 2008년 9월 선데이 타임즈.

이 책은 2007년 처음 쓰기 시작해서 2010년 11월에 출판 준비를 마쳤다. 이때는 금융기관 중 일부의 탐욕과 잘못으로 사회의 가치와 구조가 위협을 받다가 회복되던 시기였다.

근래 들어 전문적인 교정치료의 가치와 구조가 자가결찰 브라켓의 등장으로 인하여 정도는 가벼울지 모르지만 유사한 도전을 받게 되었다. 다음 페이지에서도 기술하겠지만 이러한 브라켓이 전체적인 치료의 관점에서 환자에게 이점을 가져다 주는지 의심스러우며, 사실 이 장치들의 성능은 많은 임상적인 상황에서 기존의 결찰 방식(tie-wing) 브라켓보다 좋지 못하다. 이 책의 목적은 자료들을 정확히 살펴보고 '자가결찰의 전설(self-ligating saga)' 이라 부를 만한 잘못된 믿음 전체에 대하여 논의한 다음, 전문적인 교정치료의 가치와 원칙들에 대해 다시 살펴보는 것이다.

초기

20세기의 대부분 동안 어떠한 브라켓을 사용하는가에 대한 논의는 거의 없었다. 교정의사들은 브라켓의 타입을 결정하고, 그 브라켓으로 오랜 시간 진료하였으며, 선택한 브라켓으로 결과를 얻기 위한 필수적 전문 기술을 발전시켰다.

기본적인 .022 single edgewise 브라켓이 1928년 Angle에 의해 도입되고 Tweed 그룹에 의해 지지되면서, 20세기 중반에 이르기까지 강한 힘과 상당한 양의 전문적인 교정용 호선 조절을 필요로 하는 테크닉이 널리 사용되었다(그림 1-1). 이 브라켓은 50년 이상 고정식 교정장치의 주류였으며, 몇몇 교정의사는 더 나은 브라켓이 이용 가능해진 이후에도 과거의 장치를 계속 사용하면서 필요한 호선 조절 기술과 치료법을 발전시켰다. 트윈 Siamese 브라켓과 .018 슬롯 옵션이 이용 가능하게 되었고, 1940년대의 교정의사 중 일부는 edgewise 컨셉을 떠나 P. Raymond Begg의 가르침을 따라 이 테크닉에 필요한 브라켓을 이용하였다. 그러나 일반적으로 교정의사들은 브라켓을 선택하고 나서 오랜 기간 선택한 브라켓을 유지하였다.

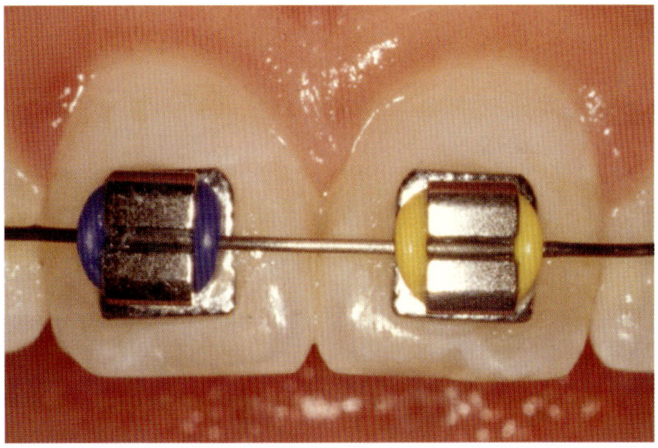

그림 1-1

Angle에 의해 edgewise 브라켓이 도입되면서 50년 이상 이것이 고정식 교정 장치를 이용한 치료에서 주류였다. 이것은 강한 힘을 사용하며 상당한 양의 전문적인 교정용 호선 조절을 필요로 하였다. 몇몇 교정의사는 이 장치의 사용을 계속하여 필요한 교정용 호선 조절 기술과 경험을 발전시켰다. 이 증례는 1997년에 의뢰된 환자이다. 소구치와 견치, 전치 모두에 팁, 토크, 인 앤 아웃이 들어가 있지 않은 동일한 형태의 브라켓이 사용되었다.

Andrews의 SWA 도입과 역학(mechanics)의 혼란

1972년 이후 드라마틱하게 바뀌게 된 것은 전혀 새로운 컨셉이 나타났기 때문이다. Andrews가 straightwire appliance(SWA)를 도입하였고, pre-adjusted edgewise로의 이동이 있었는데 팁과 토크, 인 앤 아웃이 브라켓에 다 들어 있어서 교정용 호선을 조절할 필요성이 크게 줄어들었기 때문이다(그림 1-2). 그러나 초창기부터의 힘의 수준은 새로운 컨셉에서도 여전히 유지되고 있었으며, Andrews와 이후의 Roth의 브라켓도 강한 힘을 다룰 수 있도록 설계되어 있었다.

돌이켜보면, 교정의사들이 standard edgewise에서 pre-adjusted의 시대로 이동하게 되는 데 너무 오래 걸렸다는 것이 이상해 보인다. 그러나 새로운 브라켓의 설계에는 Andrews[1]의 연구가 필요하였으며, 획기적이면서 필수적인 여러 가지 기술이 개발되어야 했다. 1970년대 초반에 San Diego 외곽의 Sorrento Vally에서 제작된 브라켓은 스테인리스스틸로 주조되기 전에 골드 인레이처럼 왁스로 먼저 만들어졌다. 이러한 과정은 매우 까다로웠으며 제작 과정 중에 불량률이 높았다.

McLaughlin Bennett Trevisi(MBT) 시스템의 도래로 인한 새로운 합의

1990년과 2000년대 초반 McLaughlin Bennett

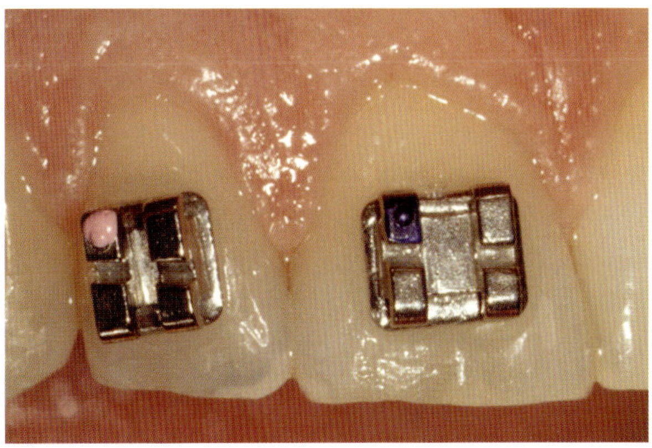

그림 1-2

Andrews는 1970년대 초반에 SWA를 도입하였는데, 교정용 호선을 조절할 필요가 거의 없었기 때문에 교정 전문의 대부분이 pre-adjusted edgewise로 이동하게 되었다. 초기의 브라켓은 주조로 제작되었으며 종류는 상악은 점, 하악은 줄 모양 표식에 도료(paint)를 발라 표시하였다. 당시의 브라켓들은 현재의 edgewise 브라켓이 마름모꼴인 것과 달리 직사각형의 형태를 가지고 있었다. 스탠다드 edgewise 시절부터 유지되었던 강한 힘의 적용은 1980년대 및 1990년대 초반까지 유지되었다.

Trevisi philosophy[2,3]의 개념 아래에서 사고 체계가 발전되어 치료 역학에 있어 불명확했던 대부분의 문제가 해결되었다.

몇 년의 기간 동안 별다른 논란이 없었다. 교정의사들은 브라켓의 특성과 치료 역학에 대하여 체계적인 정보를 가지고 교정치료의 전반적인 방식을 결정할 수 있었다. 브라켓들은 Andrews의 발견에 기초하고 있기는 하지만, 토크에 있어서 edgewise 브라켓이 가진 기본적인 결점을 극복하기 위한 방법을 포함한 많은 설계의 개선이 있었다(그림 1-3). .022 슬롯을 이용한 치료 역학은 개발된 지 20년이 지났으며 이미 잘 기술되어 있다. 약한 힘과 슬라이딩 역학이 올바른 방법으로 보이며, 많은 교정의사들은 이 잘 정립된 치료 철학을 받아들였다.

21세기에 들어서면서 많은 교정의사가 MBT 철학을 합리적이고, 치료 결과를 통해 입증된 방법이며, 교정학적 원리를 따르는 치료법이라는 것을 인정하였고, 치료 방법에 있어 상당한 합의에 이르게 되었다(그림 1-4). 전반적인 치료 철학은 2001년에 출간된 '체계적인 임상 교정치료'[3]에 잘 기술되어 있으며 이 책은 수많은 언어로 번역되었다. 원래의 최대 크기(full size) 브라켓 버전은 뮌헨에서 제작되었으며 절삭가공법을 사용하였는데 후에는 다른 작업 방법도 사용되었다. 1997년 이후 대부분의 제조사들은 MBT 버전의 브라켓을 빨리 생산해야 한다는 압박감을 느꼈고, 치료 방법에 대해서도 마찬가지였다.

자가결찰 브라켓의 상업적 홍보로 다시 시작된 혼란

MBT 접근법에 의한 의견 일치는 오래가지 않았으며

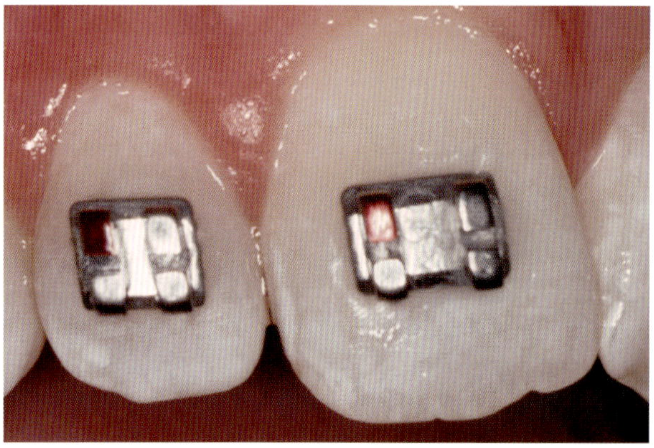

그림 1-3

McLaughlin Bennett Trevisi 브라켓은 Andrews의 발견과 그 이후 Roth의 연구로 완성되었으며, 1997년의 AAO 미팅에서 처음 발표되었다. 이 브라켓들은 마름모꼴의 모양과 약한 힘으로 슬라이딩 역학을 사용하기 위한 설계의 개선이 있었으며, edgewise 브라켓의 부족한 토크 조절 능력을 개선시키기 위한 변화도 추가되었다. .022 슬롯을 선호하는 이러한 역학과 치료 철학은 20년 넘게 발전되어 왔다. 이 치료 방법은 그림에서 보이는 것처럼 최대 크기(full-size)의 절삭 가공된 브라켓 사용에 기반을 두고 있다.

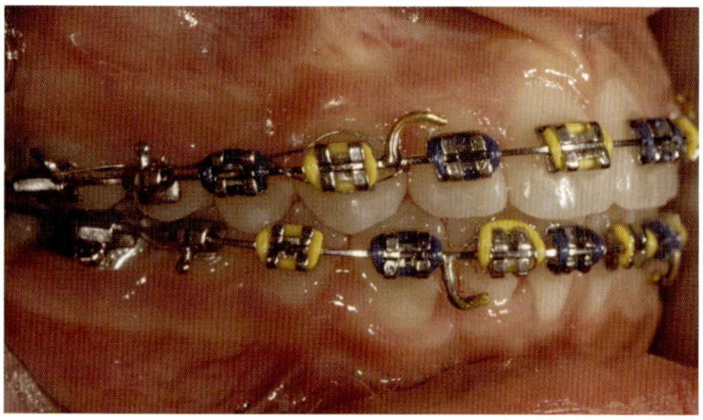

그림 1-4

완전한 MBT 철학은 2001년에 기술되었다.[3] 이는 합리적이고, 치료 결과를 통해 입증된 방법이며, 건전한 교정학적 원리를 따르고 있다. 절삭 가공으로 제작된 최대 폭경의 브라켓을 볼 수 있는데 레이저로 각인된 번호 인식 시스템을 가지고 있다. 이 증례는 나중에도 기술되겠지만 전통적인 납착 고리를 가진 .019/.025호선과 제2소구치의 튜브를 사용한 것이다.

2004년 정도에 혼란이 다시 찾아왔다. 교정용 브라켓 제조사들은 70년 이상 여러 가지로 사용이 시도되었던 자가결찰형 브라켓이 일반적인 결찰 방식(tie-wing) 브라켓에 비하여 이점이 있으며 더 빠른 치료와 더 적은 발치 치료가 가능하다고 홍보하기 시작했다. 많은 종류의 자가결찰형 브라켓이 이용 가능하게 되고(그림 11-13 참조), 이들의 임상적 유용성에 대한 다듬어지지 않고 근거도 부족한 주장이 늘어나면서 교정치료 방법에 대하여 전문가들 사이에 이견이 나타나게 된다. 교정 전문의들에게 21세기 초반부는 매우 이상한 시기였다. 신기하고 기발한 설계의 자가결찰 제품이 1년에도 몇 개씩 나왔기 때문이다(그림 1-5). 이전에는 자가결찰 방식에 이점을 느끼지 못했고, 교정의사들을 대상으로 한 설문 조사에서도 별다른 자가결찰 방식에 대한 요구를 찾지 못했던 제조사들까지 이제는 제품을 출시해야 한다는 압박감을 느끼게 되었다.

상업적으로는 교정의사가 자가결찰 브라켓으로 전환하게만 된다면 제조사는 기회를 잡게 된다. 자가결찰 브라켓은 형태가 복잡하기 때문에 제조사들에게는 눈에 가시 같은 재생(recycle)이 어렵다. 더 중요한 것은 더 높은 가격에 팔 수 있다는 점이다. 만일 브라켓이 5배 비싸진다면 2천만 달러 매출이었던 회사는 1억 달러 매출의 회사로 급격히 성장하게 된다.

교정의사나 환자에게 자가결찰 브라켓을 이용함으로써 어떤 유익이 얻어지는지가 의심스럽다. 앞으로도 기술하겠지만 MBT 철학, 고전적 결찰 방식(tie-wing) 브라켓과 같은 기존의 잘 정립된 치료 방법으로 환자들을 더 잘 치료할 수 있을 것이라 생각한다.

결찰 방식(ligation methods)

이 책에서 결찰 방식을 자세히 설명했는데 초반부에는 두 가지의 주목할 가치가 있는 방식에 대하여 기술할 것이다. 전통적인 '결찰 방식(tie-wing)' edgewise 브라켓은 결찰용 철사나 탄성 모듈을 이용하여 호선을 위치시킨다(그림 1-6, 1-7). 반대로 '자가결찰' 브라켓은 호선을 결찰용 철사나 탄성 모듈 없이 유지시키도록 제작되었다. 이 브라켓들은 일반적으로 'closed box', 'spring clip', 'jaws' 의 세 가지 방식으로 분류되지만 수많은 개별적 차이와 변형이 있다(그림 1-8~1-10).

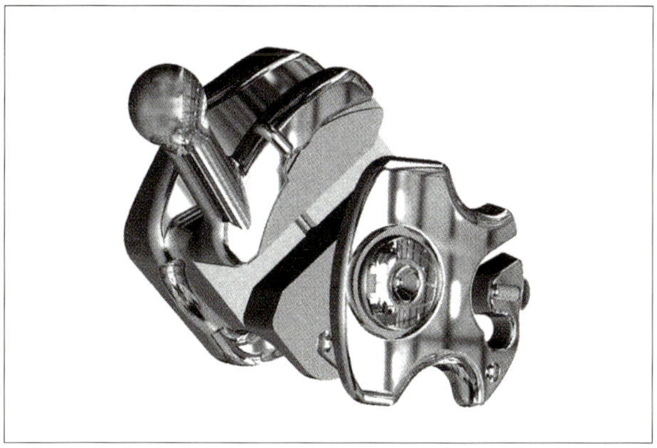

그림 1-5

새롭고 종종 복잡하기도 한 설계의 자가결찰 브라켓이 1년에도 몇 개씩 나타난다. 이 제품은 2009년 중반에 나온 것이다. 자가 결찰 브라켓은 일반적인 결찰 방식(tie-wing) 브라켓에 비하여 더 크고 복잡한 경향을 가지고 있다.

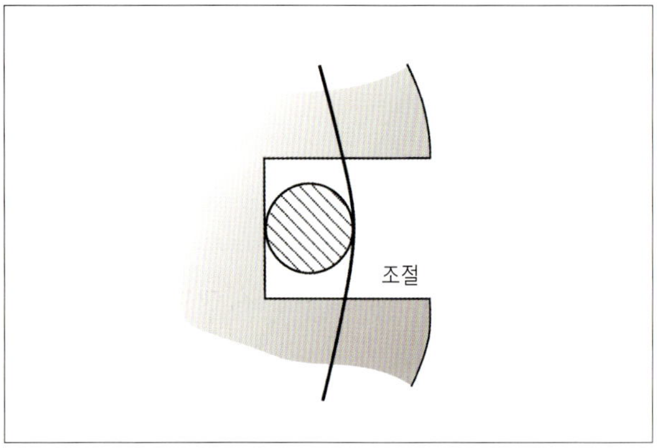

그림 1-6

모듈이 도입될 때까지 고전적인 결찰 방식(tie-wing) edgewise 브라켓에 호선을 위치시키기 위해 결찰용 철사가 이용되었으며, 지금도 어떤 특정한 상황에서는 이 방법이 매우 유용한 선택이다(그림 8-4 참조).

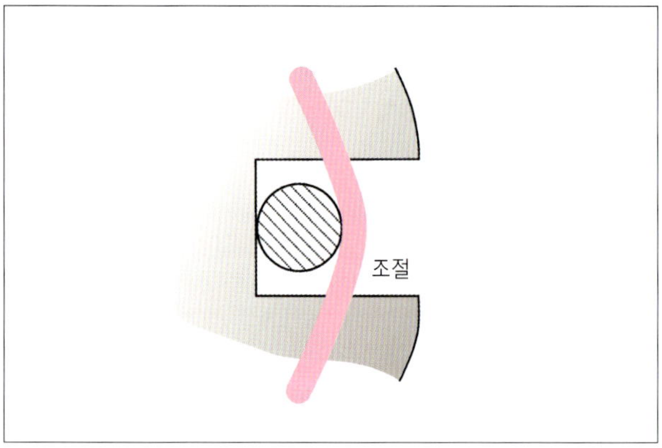

그림 1-7

현재는 교정치료 중에 고전적인 결찰 방식(tie-wing) preadjusted edgewise 브라켓에서 호선을 유지하는 방법으로 탄성 모듈이 흔히 사용된다(그림 7-5 참조).

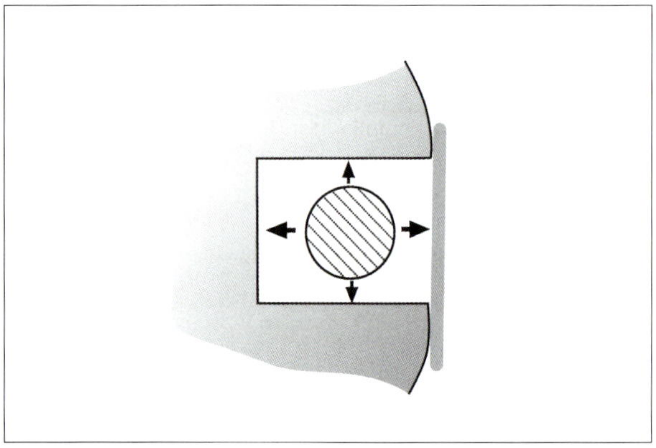

그림 1-8

결찰 방식(tie-wing) 브라켓과는 다르게 자가결찰 브라켓은 결찰용 철사나 탄성 모듈 없이 호선을 브라켓의 홈에 유지시키도록 설계되었다. 이 브라켓들은 일반적으로 'closed box', 'spring clip', 'jaws'의 세 가지 방식으로 분류된다.

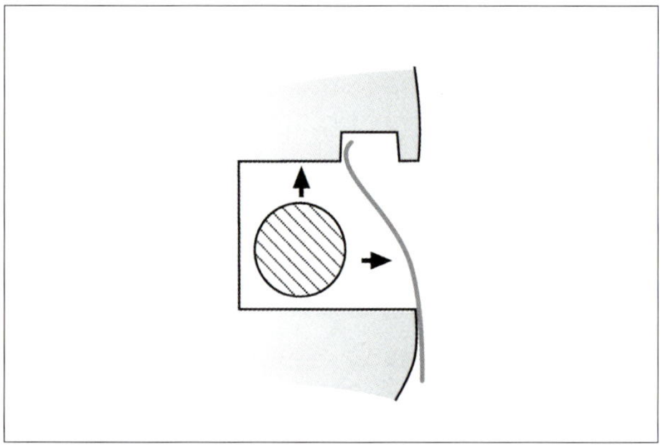

그림 1-9

자가결찰 브라켓의 spring clip 타입.

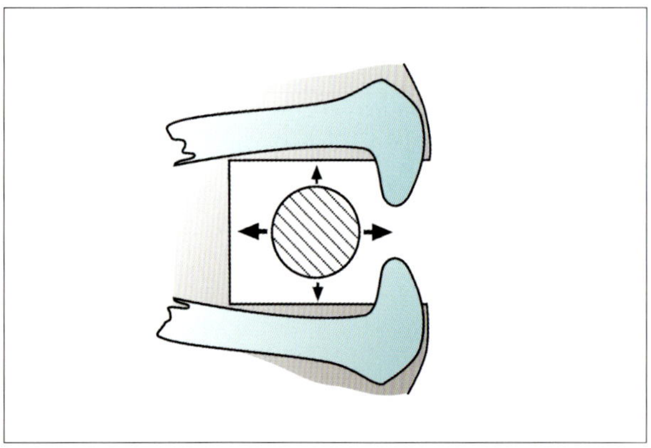

그림 1-10

Jaws 방식을 이용하여 자가결찰 브라켓에 호선을 위치시키는 모식도.

현재의 상황

이제 우리는 문제의 핵심에 도달했다. 교정 재료 회사들은 판매 촉진을 위하여 자가결찰 브라켓의 성능에 대하여 근거 없는 주장을 하였으나 이러한 주장 중 많은 부분이 대부분의 전문의에게 신뢰받지 못하고 있다. 대규모의 전향적(prospective) 연구가 아직까지 시행되지 못해 분명히 잘못되어 보이는 주장을 반박하지 못했다는 좌절감도 많은 사람들이 가지고 있다. 극단적인 주장을 교정의사에 의해 출판된 문헌들에서도 찾을 수 있다. 예를 들면, 자가 결찰 브라켓에 관한 최근의 책[4]은 도입부에서 "적은 마찰력의 브라켓은 쉽거나, 보통이거나, 어려운 모든 부정교합 증례와 모든 치아-치조성 총생을 발치 없이도 해결할 수 있다"고 독자들에게 장담하고 있다.

적절한 연구는 아직 부족하지만 의문을 갖는 것은 가능하며, 교정용 브라켓에서 필요한 것은 무엇인지 면밀히 분석하여 터무니없는 주장의 일부를 반증하는 것도 가능하다. 브라켓의 유용성을 살펴보기 위해 이용 가능한 브라켓의 종류를 살펴보고, 교정의사들이 원하는 특성을 실제로 가지고 있는지 확인해 볼 수 있을 것이다. 이것이 브라켓을 선택하는 데 있어 타당한 절차일 것이고, 이 책도 이러한 순서로 기술되었으며, 이 책은 자가결찰 브라켓을 선전하는 극단적인 주장에 대한 도전이라 할 수 있다. 이 책의 후반부에는 건전한 교정치료의 원칙을 따르며 환자에게 최선의 치료를 제공하고자 하는 우리의 동료들에게 무엇을 추천할 수 있는지 제시할 것이다.

20세기 말 이후 브라켓 발전의 역사를 알기 원하는 독자들에게는 이 책에서 다루는 중요한 참고문헌과 정보에 대한 지식의 발판을 제공해 주는 AJODO의 흥미로운 논문 한 편[5]을 추천한다.

참고문헌

1. Andrews LF 1972 The six keys to normal occlusion. American Journal of Orthodontics 62:296-307
2. Bennett JC, McLaughlin RP 1997 Orthodontic management of the dentition with the preadjusted appliance Mosby Edinburgh ISBN 0 7234 3265 1
3. McLaughlin RP, Bennett JC, Trevisi HJ 2001 Systemized Orthodontic Treatment Mechanics Mosby, Edinburgh ISBN 072343171X
4. Bagden A, Chimenti C, Christensen LR, Cordasco G, Farronato G, Festa F, Fortini A, Garino GB, Suarez-Quintanilla D, Valant JR 2006 The phenomenon of low friction techniques: state of the art. Ariedue SIDO Italian Society of Orthodontics ISBN 88-901598-0-4
5. Wahl N 2008 Orthodontics in 3 millennia. Chapter 16: Late 20th-century fixed appliances Am J Orthod Dentofacial Orthop 2008;134:827-30

CHAPTER 2

교정용 브라켓으로부터 필요한 것은 무엇인가?

교정용 브라켓으로부터 필요한 것은 무엇인가?

'목적에의 부합' *— 잘 만들어진 상품인지의 판단은 고객의 요구와 연관된다.*

The complete A-Z business studies handbook 3판, Hodder & Stoughton, ISBN 034077214X.

이 책은 다양한 종류의 교정용 브라켓을 검토하고 유용성을 평가하며 다음과 같은 질문을 할 것이다. "교정의사의 필요를 만족시키는 브라켓의 특성은 어떠한 것이며, 이것이 환자에게 어떠한 이득을 줄 수 있는가?" 이 질문의 답을 찾기 위해 가장 먼저 필요한 일은 교정의사가 브라켓의 성능이라는 측면에서 추구해야 하는 것이 무엇인지 결정하는 것이며 — 전술한 '고객의 요구 이것은 — 달리 말하면 제공될 치료의 질과 아주 큰 관계가 있다.

최고의 결과를 얻기 위해 무엇을 겨냥해야 하는가?

모든 브라켓은 어느 정도 같으며 '브라켓은 브라켓일 뿐' 이라는 생각을 피하는 것이 필요하다. 브라켓에는 큰 차이가 있으며 좋은 교정치료를 제공하기 위해서는 브라켓의 종류가 중요한 역할을 한다. 최고의 임상가들조차 나쁜 성능의 브라켓을 사용하게 되면 치료 과정에서 매우 힘겨워한다. 따라서 우리의 목표는 최고의 브라켓을 선택하는 것이 되어야 한다. 브라켓 선택의 과정은 교정의사가 제공할 치료의 수준을 결정하는 데서 시작되는데, 만일 안모의 형태나 장기적 안정성에 대한 고려가 없이 조절되지 않는 확장을 하게 되면 치료의 마무리는 좋지 못할 것이다. 이런 경우라면 어떤 브라켓을 선택하든 상관이 없다. 그러나 목표가 최고의 치료 결과 또는 꼼꼼한 마무리와 건전한 교정학적 치료 원칙을 따르는 것이라면 브라켓의 선택에 매우 주의를 기울여야 한다.

치아 조절이 가장 중요하다

교정의사는 가장 먼저 치아를 조절하는 능력을 살펴보는데, 이것이 교정용 브라켓의 주 기능이기 때문이다. 고정식 교정 장치를 이용한 교정치료 기간 동안 힘은 브라켓을 통하여 치아로 전달된다. 이러한 힘이 치료의 목표로 치아들을 이동시켜 주며 settling 기간 동안에는 치아들을 붙들어 준다. 근래의 브라켓은 설계에 있어 여러 가지 새로운 특징을 가지고 있지만 치료의 모든 단계에서 치관과 치근을 효율적으로 조절하지 못한다면 아주 쉬운 증례에서는 충분할지 모르지만 어려운 부정교합에는 적합하지 않으며, 이상적인 마무리도 할 수 없을 것이다. 제6장에 나오는 '불완전 조절성(loose-control)' 이라는 용어는 조절하는 능력이 부족한 브라켓을 표현할 때 사용될 것이며, '완전 조절성(full-control)' 이라는 용어는 적절한 조절이 가능할 때 사용될 것이다.

작은 브라켓 크기

브라켓을 선택할 때 작은 브라켓 크기는 중요한 요소인데, 작은 브라켓(그림 2-1)이 적절한 조절 능력을 가진 경우 같은 성능을 지닌 크고 높이가 높은(higher profile) 브라켓보다 더 사용하기에 적합하기 때문이다(그림 2-2).

작고 낮은 브라켓은 제7장에 기술할 바와 같이 치료 기간 동안 구강 내에서 이물감을 덜 유발하며, 더 청결하고, 환자에게 더 편안하다. 또한 작은 브라켓은 덜 돌출되어 있어 큰 브라켓 사용 시 일어나는 교합간섭이 적어지므로 부착 실패의 위험을 감소시켜 줄 것으로 예상된다. 더 작은 브라켓은 회전된 치아에서 더 정확한 위치에 부착하는 것이 용이한데 특히 하악 전치부에서 그렇다(그림 7-10 참조).

나중의 장에서 자가결찰 개념이 근본적으로 결함을 가지고 있다는 것이 명확해지는데, 이는 기존의 결찰 방식(tie-wing) 브라켓에 비해 두껍고 복잡하기 때문이다(그림 2-3).

제3장에서는 과도하게 두꺼운 브라켓이 회전의 조절에 어렵다는 것을 보여 줄 예정인데, 슬롯의 베이스가 치아 표면에서 너무 멀리 떨어져 있기 때문으로 특히 하악 전치부에서는 이러한 결점이 두드러진다. 제5장에서는 같은 이유로 인해 토크 조절 능력이 떨어진다는 사실을 보여 줄 것이다.

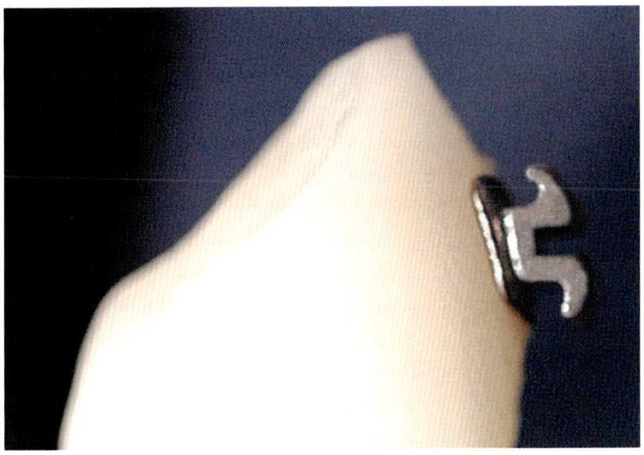

그림 2-1

작고 낮은 브라켓은 치료 기간 동안 구강 내에서 이물감이 작다. 치아를 잘 조절할 수 있다면 더 큰 브라켓에 비해 사용하기에 더 적합하다.

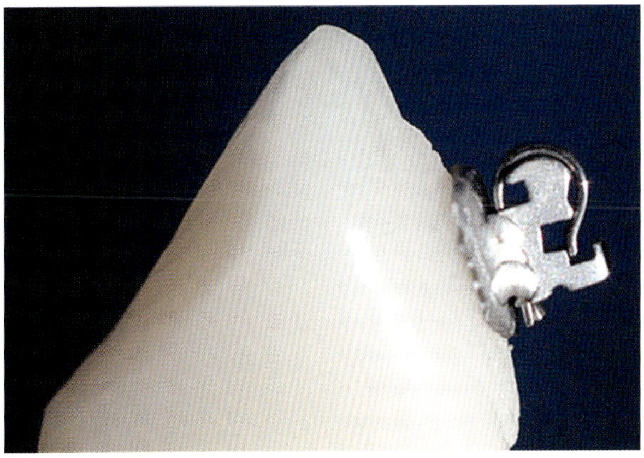

그림 2-2

복잡하고 높고 부피가 큰 브라켓은 만일 더 작은 브라켓이 동일한 정도의 성능을 제공할 수 있다면 사용되어서는 안 된다.

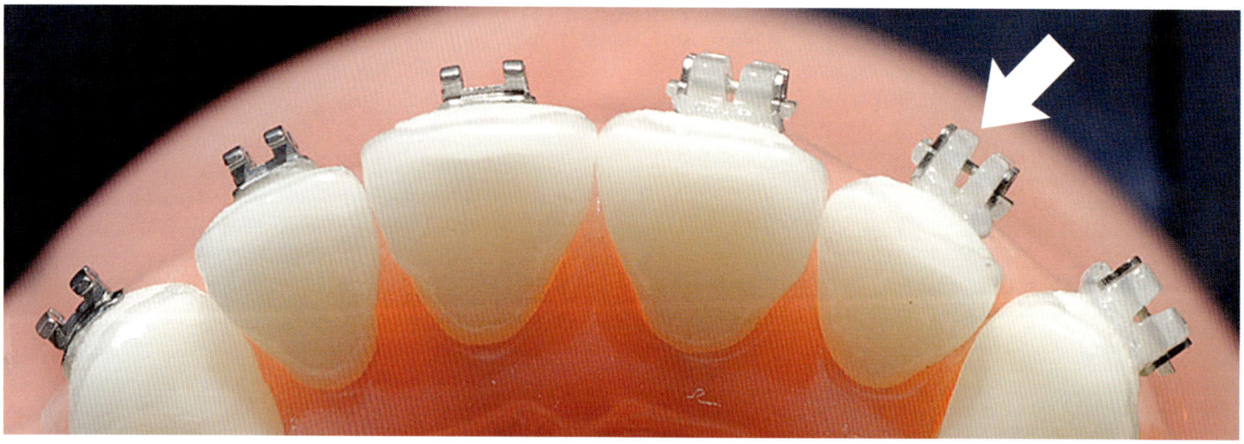

그림 2-3

자가결찰의 개념은 결함이 있다. 왜냐하면 이는 기존의 결찰 방식(tie-wing) 브라켓에 비해 두껍고 복잡하기 때문이다. 두꺼울수록 브라켓의 성능은 떨어진다.

.022인치(0.559mm) 슬롯의 크기

교정용 브라켓과 호선의 사이즈는 기본적으로 인치로 표기되지만 이 장의 마지막 부분의 표에 mm 단위도 표기해 두었다(표 2-1).

.018인치(.457mm) 슬롯 브라켓은 여전히 일부 지역에서 사용되고 교육되지만, 환자의 유익 — 편안함, 치료 기간, 치료의 질 — 이라는 측면에서는 유익하지 않다. 이것은 강한 힘을 내는 금이나 강철 호선이 주로 사용되던 시기에 더 약한 힘을 적용시키기 위한 방법으로 도입되었다. 오늘날 교정의사는 다양한 재질과 굵기의 교정용 호선을 사용할 수 있으며, 올바른 종류의 호선을 선택함으로써 약한 힘을 적용할 수 있기 때문에 .018 슬롯 브라켓의 사용을 계속할 이유가 없다.

논리적으로 .022 슬롯만 사용하게 된다면 이는 교정 전문의에게 큰 발전을 의미한다고 할 수 있는데 비교해 말하자면, 1990년부터 골퍼들은 1.68인치의 '큰 골프공' 만을 사용하게 되었고 이는 두 가지 종류의 골프공이 계속 사용되는 것을 피하기 위함이었다. 현재 몇몇 제조사가 .022 슬롯의 브라켓만 생산한다는 사실은 고무적인 일이다.

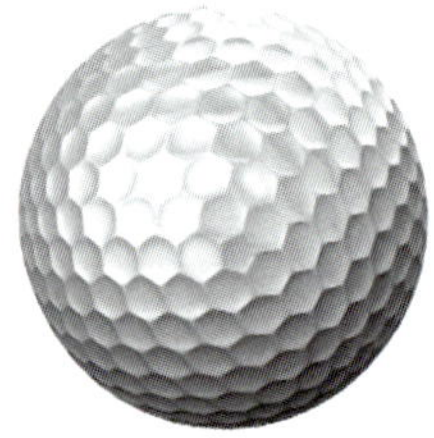

교정학에 있어서 더 작은 슬롯 크기가 환자에게 이점을 준다는 것이 증명되지는 않았지만 교정용 브라켓의 제조 비용은 올라가게 된다. 왜냐하면 모든 브라켓을 두 가지 사이즈로 제작해야 하기 때문이다. 또한 두 가지 슬롯 크기가 사용되기 때문에 환자를 의뢰할 때 종종 문제가 생긴다.

.018 슬롯과 비교한 .022 슬롯의 장점:

- 수직피개 조절: .019/.025 작업용 호선(working wire)은 (.016/.022나 .017/.022와 비교하여) 더 단단하고, 수직피개의 조절에 있어 더 효과적이며, 교합력으로 인한 변형의 문제가 더 적다(그림 2-4).
- 수직적 settling: 마무리 기간 동안 정상적으로는 .014나 .016 호선으로 크기를 줄여 사용할 때가 있는데

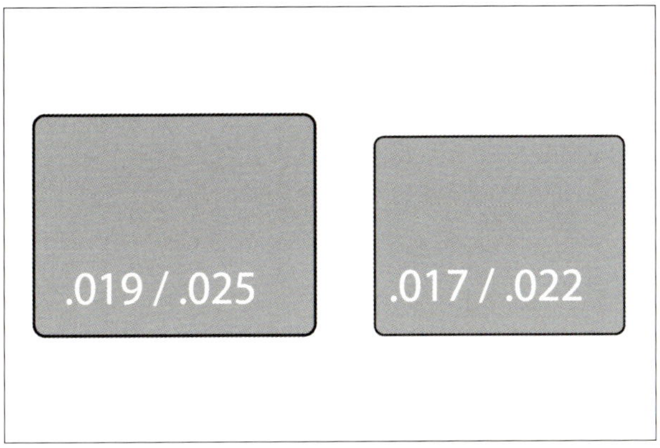

그림 2-4

교정의들은 과개교합을 조절할 수 있어야 한다. .022 슬롯은 작업용 호선으로 .019/.025 강철 호선을 사용하는데, 이는 .018 슬롯에서의 .016/.025 나 .017/.025 호선보다 더 단단하기 때문에 더 나은 수직 피개 조절 능력을 제공한다.

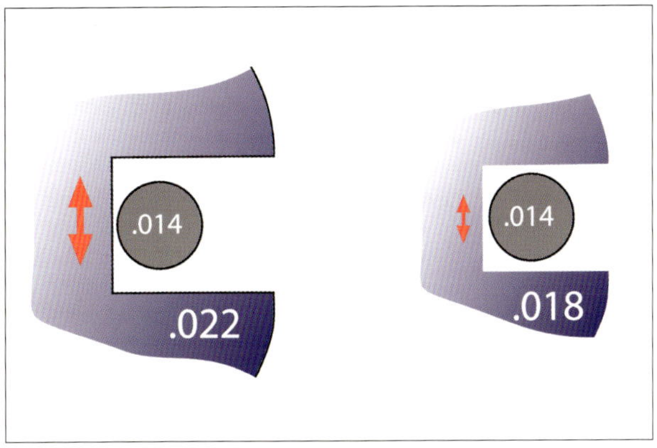

그림 2-5

.022 슬롯에서의 .014 마무리용 호선은 .018 슬롯에서 사용하는 것보다 더 큰 수직적인 이동을 제공하기 때문에 수직적인 settling을 돕게 된다.

.022 슬롯에 사용될 때 더 나은 수직적인 settling을 제공할 수 있다(그림 2-5).

슬롯의 크기

더 나은 수직피개의 조절과 좀 더 나은 settling을 위해 .022 슬롯이 추천된다. 더 작은 .018 슬롯은 추천되지 않는다. .022 슬롯 브라켓만을 사용하게 되면 교정 전문의들이 한 단계 더 발전할 수 있을 것이다.

싱글 윙 브라켓 설계

싱글 윙 브라켓은 브라켓 사이의 거리가 길다는 점이 장점으로 알려져 있다. 이러한 설계가 호선에 더 큰 유연성을 부여하며 공간 폐쇄를 위한 루프 제작에 편리한 공간을 제공하기 때문이다(그림 2-6A). 그러나, 오늘날 교정의사들은 적절한 사이즈와 재질의 와이어를 선택함으로써 유연성을 얻을 수 있으며, 루프를 거의 접을 필요가 없는 슬라이딩 역계를 쓰고 있다. 트윈 'Siamese' 브라켓의 작은 브라켓 간 거리는 단점이 아니다(그림 2-6B).

싱글 윙 브라켓 설계(그림 2-7)의 문제점은 제3, 4장에서 언급하겠지만 조절 능력의 부족이다. 이것은 중요한 결점으로 이런 종류의 브라켓을 추천할 논리적인 이유가 없다. 이 브라켓은 쉬운 케이스에서는 별 문제가 없겠지만 중간 혹은 어려운 난이도의 부정교합치료에 있어서는 통상적인 트윈 브라켓에 비하여 회전이나 경사 조절에 있어 심각한 단점을 가지게 된다.

싱글 윙 대 트윈 윙

회전의 조절을 포함한 효율적인 최적의 치료를 위해 충분한 폭을 가진 트윈 Siamese 브라켓이 싱글 윙 브라켓보다 추천된다.

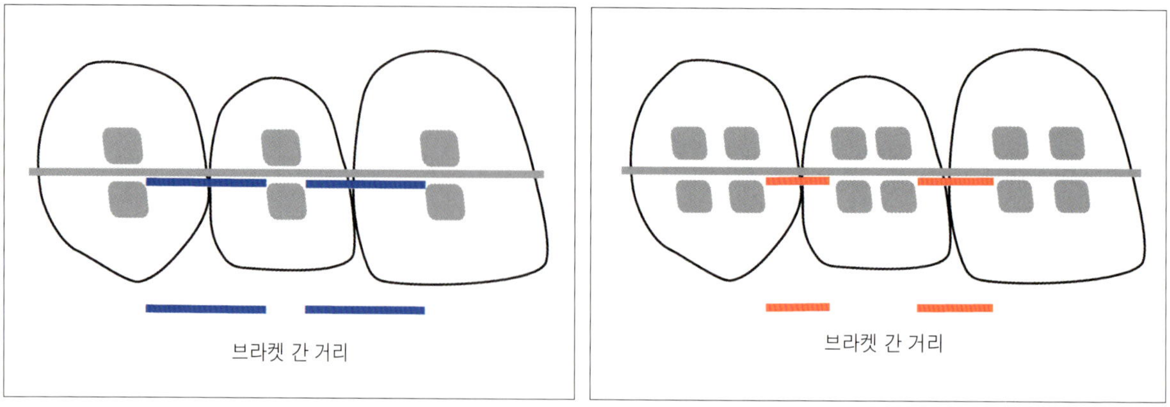

그림 2-6

A, 브라켓 간 거리의 증가가 싱글 윙 브라켓의 장점이라 주장되어 왔지만 교정의사는 적절한 사이즈와 재질의 호선을 사용함으로써 유연성을 얻을 수 있다. B, 트윈 샴(Siamese) 브라켓의 작은 브라켓 간 거리는 이제 단점이 아니며 이것은 더 나은 경사 및 회전 조절 능력을 제공한다.

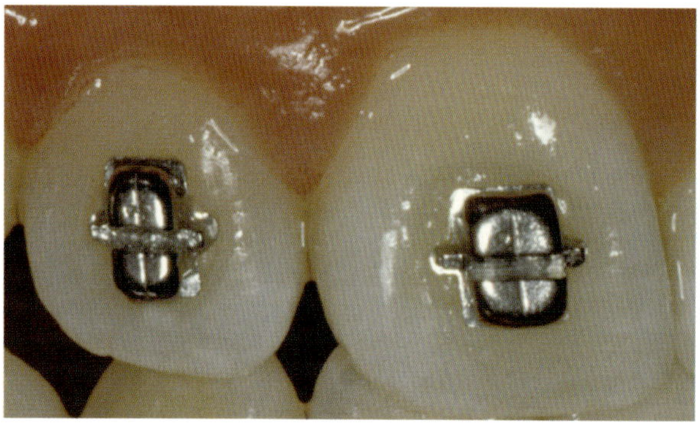

그림 2-7

저자는 여기에 보이는 형태를 포함하여 1980년대에 여러 가지 싱글 윙 브라켓을 평가하였다. 이런 브라켓은 환자에게 편안함을 제공하지만 중간 혹은 어려운 난이도의 부정교합의 치료에 필요한 치아의 충분한 조절을 하기 어렵다.

다용도성(versatility)

특정한 유형의 부정교합을 치료하는 과정에서 교정의사가 브라켓을 뒤집어 부착해야 하는 때가 있는데,[1] 이러한 경우 뒤집어 부착해도 충분한 기능이 발휘되어야 한다. 이 방법은 각형 호선을 사용하는 단계에서 호선을 조절할 필요성을 줄여 준다. 예를 들어, 교정의사는 상악 측절치가 발육되지 못한(결손) 경우나 구개측에 치아가 위치한 증례(그림 9-16~9-19 참조)를 종종 치료하게 되는데, 브라켓을 뒤집어서 부착하였을 때 적절히 기능하지 않는다면 추가적인 호선 조절이 필요하게 된다. 이러한 다용도성에 관한 필요는 제9장에서 좀 더 자세히 설명하겠다.

브라켓 뒤집어 붙이기는 통상적인 결찰 방식(tie-wing) 브라켓을 쓸 때는 종종 시행하는 일이지만, 몇몇 자가 결찰형 브라켓에서는 교합력으로 인해 개폐 메커니즘의 문제가 발생할 수 있어 뒤집어 붙이기가 어렵다(그림 2-8).

사양(specification)의 정확성

많은 연구가 교정 전문의들이 생산자가 기술한 사양대

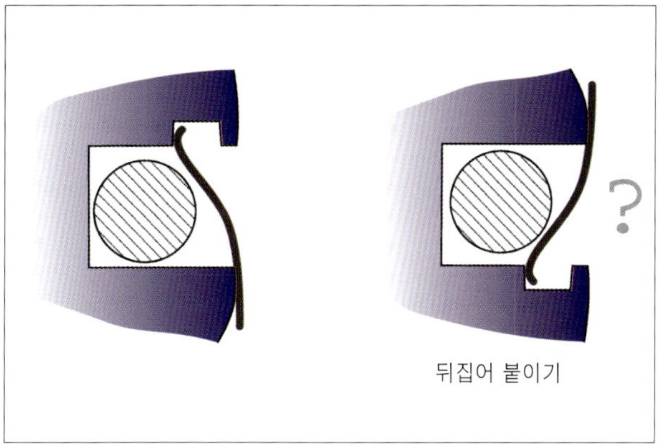

그림 2-8

브라켓 뒤집어 붙이기는 통상적인 결찰 방식(tie-wing) 브라켓에 있어서 자주 시행되는 일이며 특정 증례에서는 호선 조절의 필요성을 줄여 주지만, 몇몇 자가 결찰형 브라켓에서는 교합력으로 인해 개폐 메커니즘의 문제가 발생될 수 있어 뒤집어 부착할 수 없다.

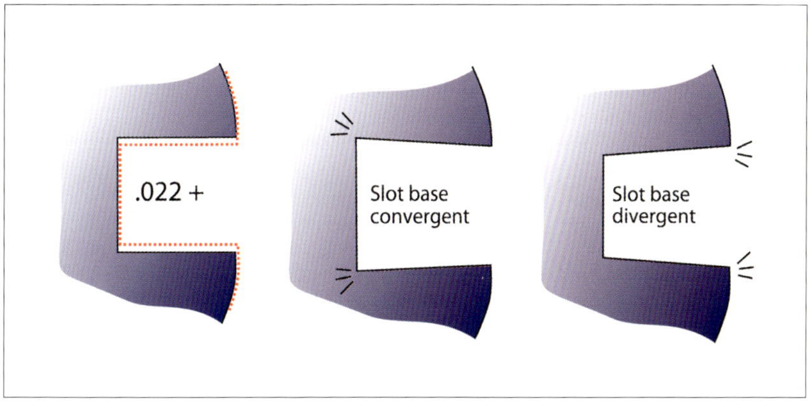

그림 2-9

2004년의 연구[2]에 의하면 브라켓 슬롯의 사이즈는 종종 .022인치보다 크게 제작되며 어떤 브라켓은 슬롯의 양쪽 면이 평행하지 않다. 이럴 경우 토크 조절 능력이 감소된다.

로 브라켓이 만들어졌다는 것을 믿어서는 안 된다는 사실을 보여 주었다. 사양에는 중대한 오차가 있다.[2,3] 예를 들어 슬롯 사이즈는 종종 더 크게 만들어지는데 .022인치(0.0559mm)의 경우 24%나 더 크게 만들어지기도 하며, 슬롯의 양쪽 벽이 평행하지 않은 경우도 있다(그림 2-9).

크게 만들어졌거나 비대칭적 슬롯을 가진 어떠한 브라켓도 제5장에서 설명하는 것과 같은 적절한 토크 조절 능력이 없다. 모든 교정의사가 브라켓 규격의 정확성을 확인하는 것은 어려운 일이지만 이러한 부분을 브라켓 구매 전에 알아보아야 한다(제11장). 또한 구매 전에 샘플로 주어지는 브라켓을 확대하여 검사할 수 있으며, 슬롯의 사이즈가 올바르고 정확한지 확인하기 위하여 .021/.025 호선을 사용하여 약식으로 검사할 수 있다.

와이어의 관용성(acceptance)

고전적인 결찰 방식(tie-wing) 브라켓은 어려움이나 부작용 없이 .012 원형 호선에서부터 .021/.025 각형 호선에 이르기까지 모든 범위의 호선에서 제 기능을 발휘한다. 또한 상악 확장이 필요한 경우 이차적으로 'Jockey 호선(슬롯 내부에 호선을 넣은 후 굵은 각형 혹은 원형 호선을 브라켓 외부에 하나 더 결찰하여 악궁 확장을 도모하는 방법: 역자 주)'[1]을 사용할 수도 있다.

불행히도 몇몇 자가결찰 브라켓은 이러한 모든 범위의

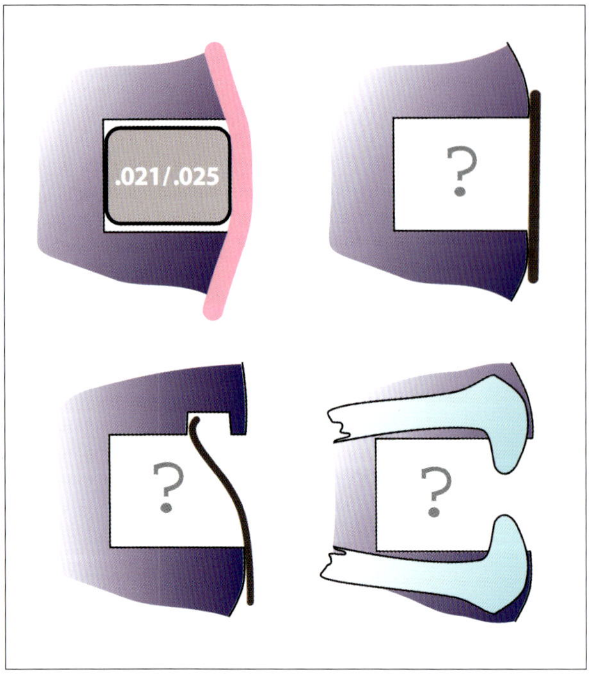

그림 2-10

'최대 굵기' 인 .021/.025 호선은 슬라이딩 역계에서의 작업 호선으로는 추천되지 않지만 비발치 증례의 치료 후반이나 발치 증례에서 발치 공간 폐쇄 이후 토크 조절에는 아주 유용할 수 있다. 불필요한 호선 조절을 피하기 위해 교정의사는 최대 굵기인 .021/.025 호선의 삽입 및 제거가 쉬운 브라켓을 사용할 필요가 있다. 자가결찰 브라켓에서 .021/.025 와이어의 사용이 불가능한 경우가 있으므로 최종 브라켓 선택 전에 이러한 것을 확인할 필요가 있다.

호선을 사용하지 못하며 특히 굵은 와이어를 사용하기 어려운 경우가 있다.

.019/.025 강철 각형 호선이 작업 호선으로 추천되지만, 추가적인 토크 발현을 위해 .021/.025 열 활성 니켈 티타늄(heat activated nickel titanium; HANT) 호선이나 강철 호선을 사용하는 것이 필요한 경우도 있다(그림 2-10). 자가결찰 브라켓의 개폐 방식 때문에 최대 굵기 호선의 삽입을 할 수 없는 경우 일부 중간 정도나 어려운 난이도의 증례에서는 적절한 마무리를 위해 .019/.025 강철 각형 호선에 추가적인 토크를 부여해 주어야 할 것이다.

불필요한 호선 조절을 피하기 위해 최대 굵기인 .021/.025 와이어의 삽입 및 제거가 가능한 브라켓을 사용하는 것이 중요하다.

'최대 굵기' 호선의 관용성

최적의 토크 조절을 위하여 .021/.025 호선을 쉽게 넣을 수 있는 브라켓의 선택을 추천한다. .021/.025 호선을 사용할 수 없는 브라켓은 추천하고 싶지 않다.

파절로부터의 자유

브라켓이 파절되거나 제 기능을 못하게 되었을 때 이것은 치료의 진행에 악영향을 줄 수 있다. 통상적인 결찰 방식(tie-wing) 브라켓의 설계는 브라켓 자체의 파절이나 기능이상으로 인한 문제가 없다. 불행히도 많은 자가결찰 브라켓의 설계는 그렇지 않아서 몇몇 종류의 경우 구조적인 문제 혹은 기능이상을 보인다고 알려져 있다(그림 2-11). 이런 문제점은 개폐 방식에서 기인한 것으로 기능이상, 파절, 음식이나 치석의 침착 등을 일으킬 수 있다.

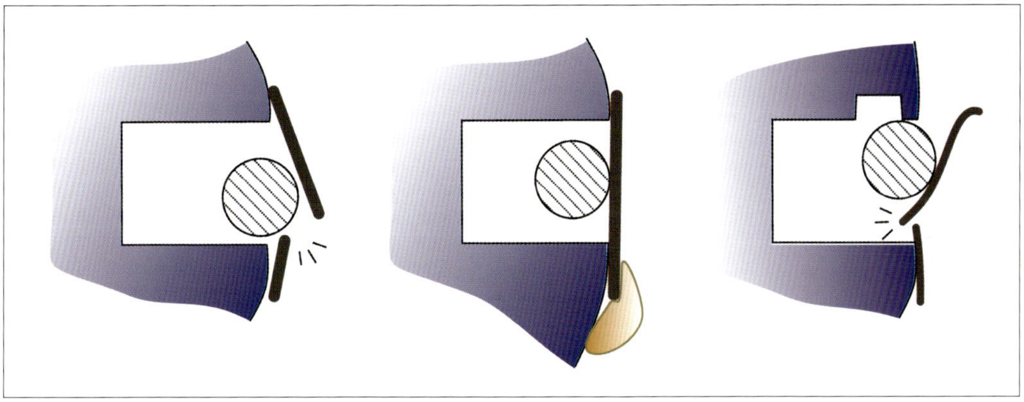

그림 2-11

교정의사는 트윈 Siamese 브라켓의 기능을 신뢰할 수 있는데 브라켓의 파절이나 기능이상이 극히 적기 때문이다. 몇몇 자가결찰 브라켓의 개폐 방식은 구조적인 실패 혹은 음식이나 치석의 침착으로 인한 기능이상의 가능성이 있다.

환자가 치석이 잘 끼는 경우라면 자가결찰 브라켓에 있어서 비적응증이 된다는 보고가 있다.[4] 예를 들어 spring-clip 타입의 경우 다음과 같이 기술되어 있다. "… clip에 치석이 침착되어 브라켓을 여는 것이 불가능할 수 있으며, 부착된 치석의 제거는 본딩 실패의 위험을 가져온다."

마찰은 중요하지 않다

자가결찰 브라켓의 홍보 과정에서 '마찰의 감소'가 브라켓 설계에 유익을 가져올 수 있다는 개념이 형성되었다. 제8장에서 기술하겠지만, 마찰은 실험실에서 간단히 측정될 수 있기는 하나 구강 내 상황과는 관련이 없다.[5] 이것은 인간의 구강 내가 매우 활동성 있는 공간이며 건강한 사람의 경우 풍부한 타액이 윤활 작용을 하기 때문이다. 브라켓은 타액의 존재하에 다른 치아들과 접촉하면서 치주인대 내에서 조금씩 자주 움직이는 치아에 부착되어 있으며, 이러한 움직임은 브라켓-와이어 계면에서 하루에도 수천 번씩 일어난다.

건조한 환경에서 '마찰의 부재' 혹은 '마찰의 감소'라는 실험 결과는 교정용 브라켓의 선택에 적절한 기준이 될 수 없다.

비용은?

흥미롭게도 제조사의 웹사이트나 브로셔에는 가격에 대한 내용이 언급되어 있지 않으며 지역마다 매우 다양하다. 그러나 제10장에서 논의될 바와 같이 가격은 교정용 브라켓의 선택 요소 중 하나가 되어야 하는데, 적절한 가격의 브라켓이 교정의사의 필요를 충족시켜 준다면 더 비싼 브라켓보다 이것이 선택되어야 할 것이다. 자가결찰형과 통상적인 결찰 방식(tie-wing) 브라켓을 비교해 보면 비슷하거나 열등한 성능을 가지고 있음에도 불구하고 몇 배나 더 비싸다.[6]

표 2-1. 인치와 mm 변환

인치	mm
.012	.305
.014	.356
.016	.406
.018	.457
.019	.483
.020	.508
.021	.533
.022	.559
.025	.635
.028	.711

좋은 교정용 브라켓이 필요로 하는 것

1. 이상적인 결과를 위한 치아 조절 능력
2. 전체적인 크기가 작을 것
3. .022 슬롯
4. 정밀한 제작
5. 적절한 슬롯 너비
6. 사용에 있어서 융통성
7. .021/.025 호선을 사용할 수 있을 것
8. 파절로부터의 자유
9. 적절한 가격

참고문헌

1. McLaughlin R P, Bennett J C, Trevisi H J 2001 Systemized Orthodontic Treatment Mechanics Mosby, Edinburgh ISBN 072343171X

2. Cash A C, Good S A, Curtis R V, McDonald F. 2004 An evaluation of slot size in orthodontic brackets – are standards as expected? Angle Orthod. 74: 450-453 (Recommended reading)

3. Siatkowski R. 1999 Loss of anterior torque control due to variations in bracket slot and archwire dimensions. J Clin Orthod. 33: 508-510.

4. Parkin N, 2005 Clinical pearl. J Orthod. 32: 244-246

5. Braun S, Bluestein M, Moore B K, Benson G 1999 Friction in perspective. American Journal of Orthodontics and Dentofacial Orthopedics 115:619-627

6. www.orthodonticproductsonline.com/issues/pdfs/Brackets Guide.pdf

3

CHAPTER

인-아웃 및 회전 조절

인-아웃 및 회전 조절

***조절** — 무엇인가를 한정 혹은 제한하는 것*

Encarta® 세계영어사전 © 1999 마이크로소프트사.

'Standard edgewise 브라켓' 의 시대에는 수평면상에서 '1st order' 인-아웃과 회전 조절이 필요하였으나, 1970년대 초반 pre-adjusted edgewise 브라켓의 시대가 시작되면서 이러한 호선 조절의 필요성은 급격히 감소하였다.

인-아웃의 정확도는 새로운 브라켓을 홍보할 때 보통 다루어지지도 않지만 중요한 요소이다(그림 3-1). 만약 인-아웃이 정확하지 않으면 교정의사는 적절한 마무리치료를 하기 위해 1st order 조절을 하거나 이러한 조절이 덜 된 상태로 치료를 끝내야 할 것이다.

A

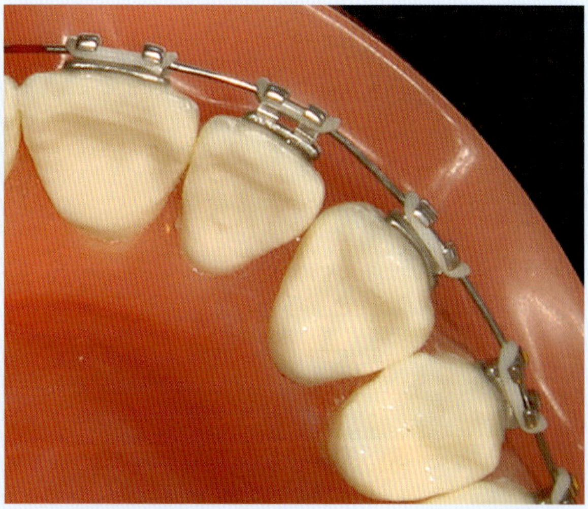

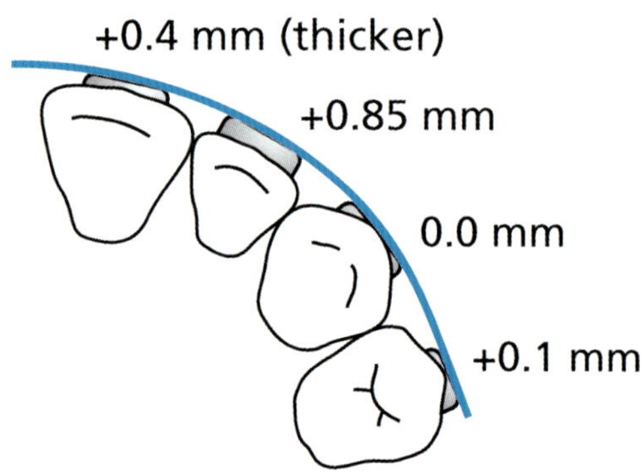

B

그림 3-1

사진에서 보이는 중간 크기의 금속 브라켓은 호선 조절의 필요성을 최소화하기 위한 인-아웃 사양을 가지고 있다. 브라켓은 Andrews의 연구에 기초한 정확한 인-아웃 사양을 가져야 한다(그림 3-2A). 정확하지 못한 인-아웃 사양을 가진 브라켓을 설계하였다면 이는 (임상적인) 퇴보라 할 수 있는데, 교정의사가 적절한 마무리를 위하여 first-order 조절을 하거나 이상적이지 않은 치료 결과를 받아들여야 할 것이기 때문이다.

인-아웃 조절

정확한 인-아웃 조절을 위해 브라켓은 두 가지 필수적인 특징을 필요로 한다.

1. 브라켓은 Andrews의 연구에 기초한 올바른 인-아웃 사양을 가지도록 제작되어야 한다[1](그림 3-2A). 이것은 'embrasure line'이라 불리는 가상의 선(그림 3-2A의 분홍색 선)으로부터 측정하는데, 각 치아 치관의 가장 튀어나온 부분을 연결한 선이다.
2. 정확한 인-아웃 사양의 발현을 위해서 호선을 슬롯의 바닥에 밀착시키는 결찰 방법이 필수적이다(그림 3-2B). 기존의 결찰 방식(tie-wing) edgewise 브라켓에서는 탄성 모듈이나 철사 결찰을 이용하여 호선을 슬롯 베이스에 밀착시킬 수 있으며, 이로 인해 어떠한 사이즈의 호선에서도 인-아웃 사양을 정확히 발현시킬 수 있다. 반대로 대부분의 자가결찰 브라켓은 마무리용 호선이 슬롯 베이스와 뚜껑 사이에서 협설측으로 움직일 수 있도록 되어 있다(그림 3-13). 이러한 결찰 방법으로는 가는 마무리용 호선을 사용하였을 경우 브라켓의 인-아웃 특성을 정확히 발현시킬 수 없다.

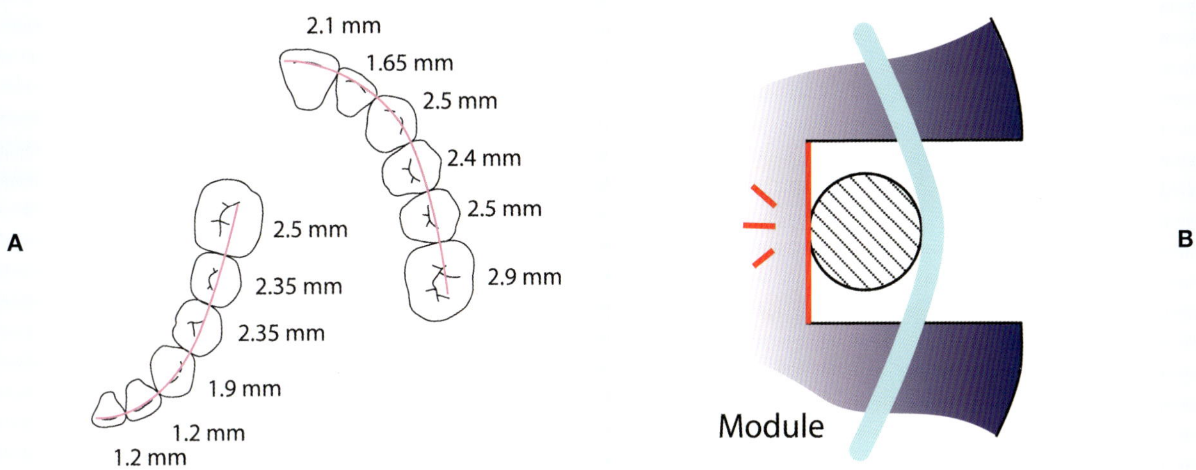

그림 3-2

얇은 견치 브라켓의 필요성

견치 브라켓의 슬롯이 치아 표면에 완전히 밀착하는 장치의 설계는 분명히 불가능하지만 근접하게는 해야 한다(그림 3-3, 3-4). 그렇지 못하면 인-아웃을 맞추기 위하여 다른 브라켓의 두께가 과도하게 두꺼워진다.

만일 견치 브라켓이 두껍다면 인접한 다른 치아들의

브라켓은 인-아웃 특성을 맞추기 위해 매우 두꺼워져야 한다(그림 3-5, 3-6). 브라켓이 과도하게 두꺼워지는 것을 막기 위해 제조사가 견치 브라켓과 비교하여 상대적으로 너무 얇은 하악 전치와 상악 측절치 브라켓을 만들게 될 위험성이 있는데, 이러한 설계인 경우 교정의사는 적절한 결과를 얻기 위해 마무리 치료에서 1st order 조절을 해야 한다.

그림 3-3에서는 견치의 슬롯 바닥의 높이가 0인 이론적인 상황을 보여 주는데, 이 경우 치아의 표면과 접촉하게 된다. 분명히 이렇게 제조하는 것은 불가능하지만 주변 치아들의 브라켓 두께가 너무 두꺼워지는 것을 막기 위하여 가능한 한 얇게 만드는 것이 필요하다. 예를 들어 치아 표면에서 0.5mm 떨어져 있다면 하악 절치 브라켓의 두께는 1.2mm가 되어야 한다. 하지만 만일 견치의 슬롯이 치아 표면으로부터 1.5mm 떨어져 있다면 절치는 2.2mm 떨어져야 하며, 이정도 두께가 되면 조절상의 어려움을 일으킬 수 있다.

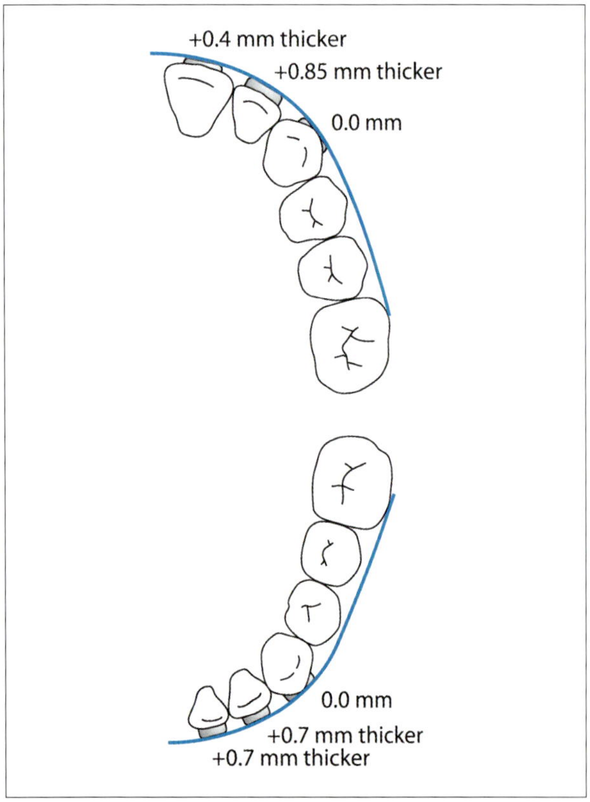

그림 3-3

Andrews의 의견을 따르자면 견치의 브라켓은 전치들 가운데 '가장 얇아야' 하고 슬롯은 치아 표면에 근접해야 한다. 상악 측절치는 상악 견치에 비해 0.85mm 더 두꺼워야 하고 하악 절치의 경우 하악 견치에 비하여 0.7mm 더 두꺼워야 한다.

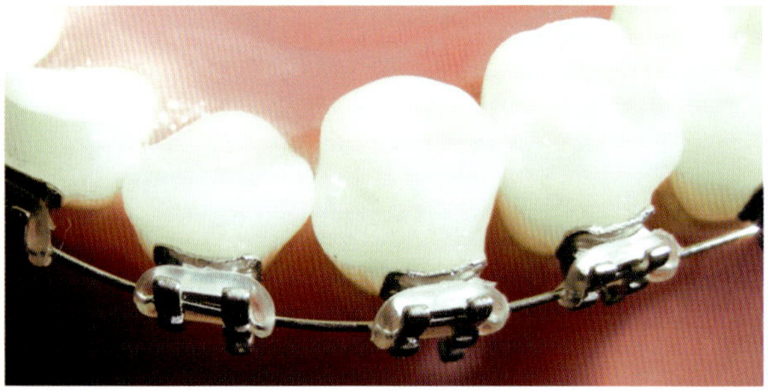

그림 3-4

다른 브라켓이 과도하게 두꺼워지거나 인-아웃 보상을 해주어야 하는 상황을 막기 위해 견치의 브라켓 슬롯은 치아에 최대한 근접해야 한다.

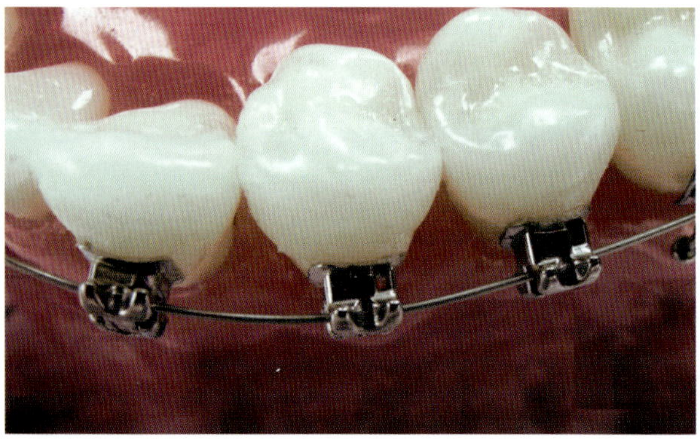

그림 3-5

만일 자가결찰 방식에서처럼 견치의 브라켓이 너무 두껍다면 인-아웃을 맞추기 위하여 다른 치아들의 브라켓이 과도하게 두꺼워지게 된다.

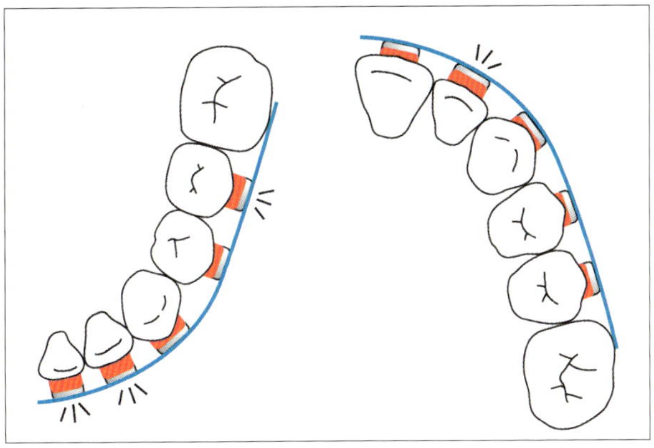

그림 3-6

자가결찰 방식에서 견치 브라켓에 수직 슬롯이 추가되는 경우가 있는데, 이로 인해 측절치의 브라켓이 너무 과도하게 두꺼워지게 된다. 이러한 형태는 인-아웃 · 회전 조절, 토크 발현 등에 있어 어려움이 있기 때문에 추천되지 않는다.

과도하게 두꺼운 절치 브라켓의 문제점

자가결찰 방식의 브라켓 중 견치 브라켓에 수직 슬롯을 추가시키는 경우가 있는데 이로 인해 측절치 브라켓이 너무 과도하게 두꺼워지게 된다. 이것은 정상적인 두께를 가진 브라켓과 비교할 때 치아를 조절하는 능력이 떨어지게 되며, 하악 절치의 경우 그 두께 때문에 교합간섭을 받기 쉽다(그림 7-1 참조).

두꺼운 측절치 브라켓의 단점은 인-아웃에만 국한되지 않는다. 뒤에서 살펴보겠지만 교합간섭, 회전 조절, 토크 발현 등에 있어 어려움이 있다(그림 3-28, 5-8 참조). 또한 크기가 크면 회전된 하악 전치의 경우 정상적인 브라켓 부착이 어렵다.

통상적인 결찰 방식(tie-wing) 메탈 브라켓은 견치의 슬롯이 치아의 표면과 가깝지만(그림 3-7), 자가결찰 브라켓의 슬롯은 개폐를 위한 구조물이 추가되어야 하기 때문에 일반적으로 치아 표면에서 더 멀어진다(그림 3-8).

하악 제2소구치 브라켓의 탈락

장치 탈락이 가장 흔하게 일어나는[2] 제2소구치 브라켓에서도 인-아웃이 중요하다. Andrews의 연구에 따르면

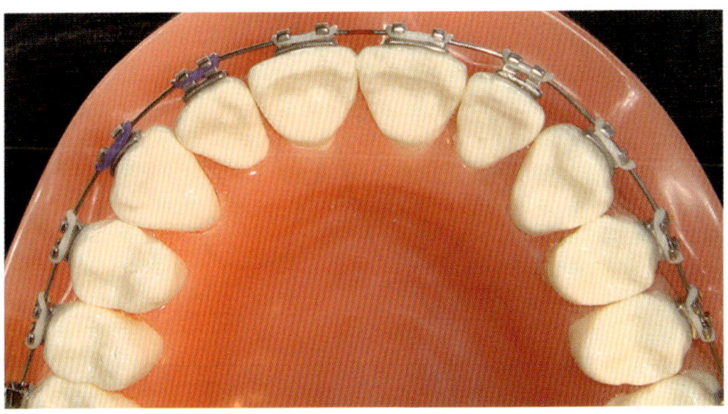

그림 3-7

통상적인 결찰 방식(tie-wing) 메탈 브라켓의 교합면 사진. 견치의 슬롯은 치아의 표면에 근접해 있으며, 측절치와 중절치 브라켓은 인-아웃 사양 때문에 더 두껍다.

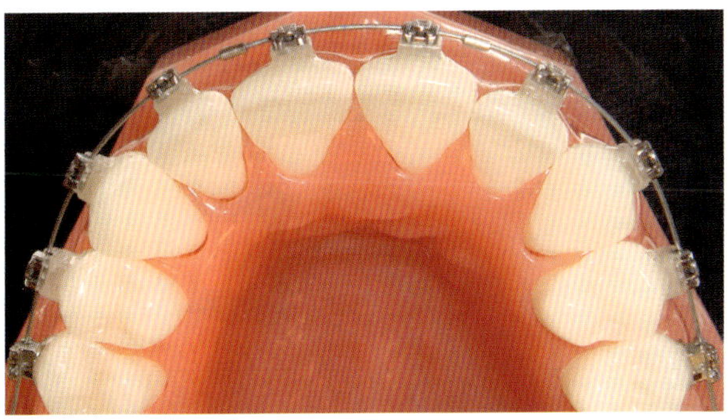

그림 3-8

자가결찰 브라켓의 교합면 사진. 견치의 슬롯은 치아의 표면과 근접해 있지 않으며 이로 인해 절치 브라켓은 과도하게 두껍다. 따라서 인-아웃 · 회전 조절, 토크 발현 등에 있어 어려움이 있을 가능성이 있다.

하악 제2소구치 브라켓의 슬롯은 견치의 슬롯보다 치아 표면에서 더 많이 떨어져야 한다(그림 3-9). 만일 자가결찰 방식이 제작 과정에서 견치 브라켓을 두껍게 만든다면 제2소구치 브라켓은 과도하게 두꺼워져서 장치 탈락을 일으키거나 인-아웃 사양을 보상할 수 있는 다른 방법을 찾아야 한다(그림 3-10). 이러한 유형의 문제는 하악 제2소구치에 튜브를 사용함으로써 줄일 수 있다[3](그림 3-11).

낮은 돌출도(low profile) 브라켓에서 인-아웃 고려사항

낮은 돌출도 브라켓은 일반적으로 견치의 브라켓을 가능한 한 아주 얇게 설계하고, 다른 브라켓(특히 절치)도 전치부 브라켓을 '낮은 돌출도'로 제작하기 위하여 인-아웃 특성을 조금 적게 부여한 경우가 많다. 이러한 경우 이론적으로는 마무리 과정에서 1st order 조절이 필요하지만, 임상적으로 이러한 경우는 거의 없으며, 치아의 표면에 슬롯 베이스가 근접해 있기 때문에 비록 약간의 조절

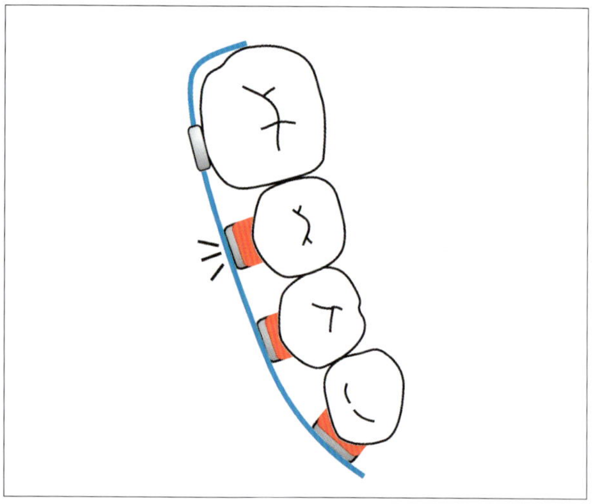

그림 3-9

만일 자가결찰 기능을 도입하기 위해 견치 브라켓이 두꺼워진다면 하악 제2소구치의 브라켓은 받아들일 수 없을 만큼 두꺼워지고 장치 탈락의 가능성이 높아진다.

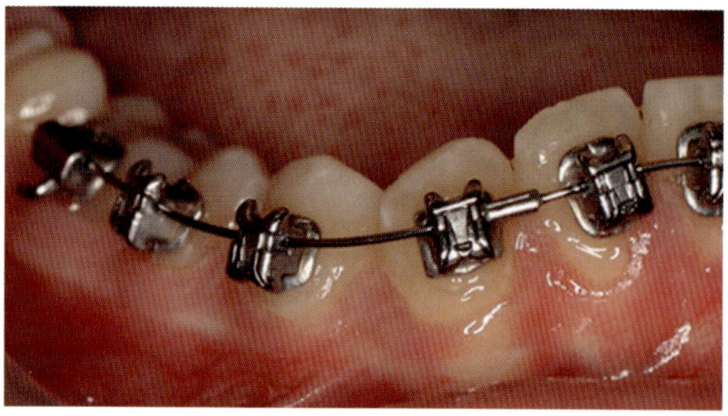

그림 3-10

이 의뢰된 증례는 하악 제2소구치에 두꺼운 자가결찰 브라켓을 부착하고 있는데, 교합간섭이나 장치 탈락의 위험을 피하기 위해 이상적인 위치보다 더 치은 쪽으로 부착되어 있다.

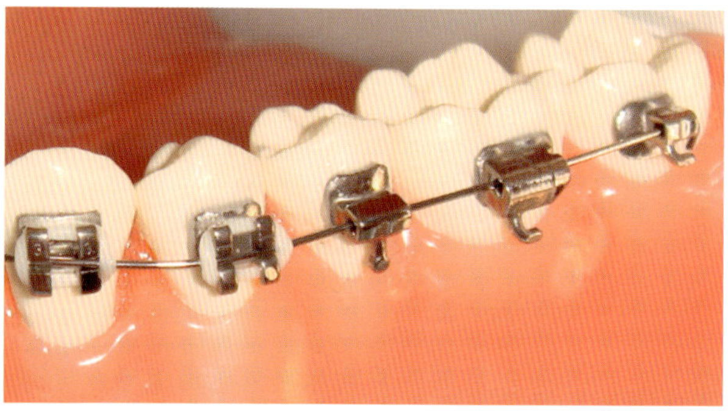

그림 3-11

필요한 증례에서는 하악 제2소구치에 튜브를 사용하는 것이 유용한 옵션이 될 수 있다.

이 필요하다 하더라도 브라켓이 제공해 주는 훌륭한 치아 조절 능력을 고려하면 사소한 문제라고 생각한다.

요약하면, 낮은 돌출도 브라켓은 더 얇고 낮은 프로파일을 위해 조금 보상적인 인-아웃을 가지고 있지만, 이것은 매우 유용한 옵션이다. 정확한 팁과 토크로 제작된 경우 이 브라켓은 하악 전치부에서 훌륭한 치아 조절을 제공한다. 특히 하악 절치와 견치 쪽에 과개교합을 가진 성인 환자의 증례에 매우 유용하게 사용될 수 있으며, 이런 증례에서는 마무리 치료 기간 동안 1st order 조절을 해야 할 수도 있다는 단점을 상쇄하고도 남는다.

자가 결찰 브라켓의 개폐 방식으로 인한 인-아웃의 부정확성

기존의 결찰 방식(tie-wing) edgewise 브라켓에서 탄성 모듈이나 철사 결찰은 호선을 슬롯 바닥에 밀착시켜서 어떠한 굵기의 호선에서도 인-아웃 사양을 정확히 발현시켜 준다(그림 3-12).

그러나 자가결찰 브라켓은 (정확히 제작된 경우에도) 브라켓의 인-아웃 사양을 정확히 발현시킬 수 없는데, 마무리용 가는 호선이 형태상의 이유로 슬롯 베이스와 뚜껑 사이에서 협설 측으로 움직일 수 있게 되어 있기 때문이다(그림 3-13).

예를 들어, 'sling door' 타입의 경우 견고한 박스 형태의 슬롯에 .014 마무리용 호선이 삽입되면 슬롯 바닥과 밀착되지 않는다. 비슷한 단점이 jaws 방식의 자가결찰 브라켓에도 존재하는데 이러한 문제점은 탄성 모듈이나 철사 결찰로 극복될 수 있지만 이러한 의문이 생긴다. "어쨌든 결찰이 필요하다면 왜 자가결찰 브라켓을 사용해야 하나?" 흥미롭게도 Trevisi는 이러한 브라켓에서의 마무리 과정에서 .014 와이어의 사용을 포기하고 .019/.025 다가닥 강철 호선의 사용을 선호한다.[4] 슬롯 박스에 가득 차기 때문에 마무리 과정에서 적절히 인-아웃 조절을 할 수 있다. 그러나 결찰 방식(tie-wing) 브라켓에서 .014 호선을 사용할 때와 달리 수직적인 settling은 이루어지지 않는다(그림 2-5 참조). 'Active clip' 방식의 자가 결찰 브라켓은 'closed box' 방식에 비하여 더 나은 인-아웃 발현을 제공하는데 이것은 슬롯 바닥에 스프링이 얼마나 근접해 위치하는지에 달려 있다.

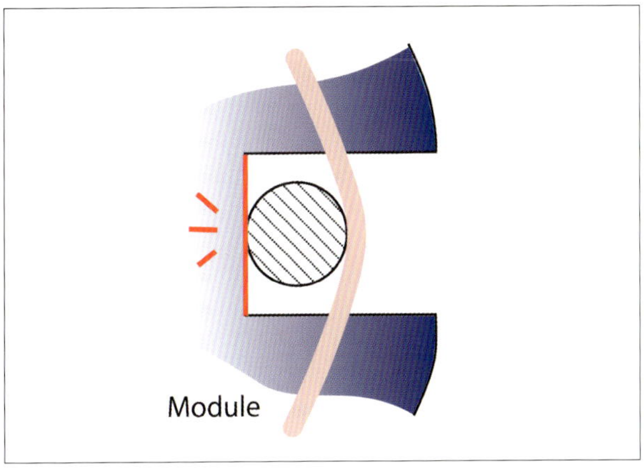

그림 3-12

기존의 결찰 방식(tie-wing) edgewise 브라켓에서는 탄성 모듈이나 철사 결찰이 호선을 슬롯 바닥에 밀착시켜 주어서 어떠한 사이즈의 호선에서도 인-아웃 사양이 정확히 발현된다.

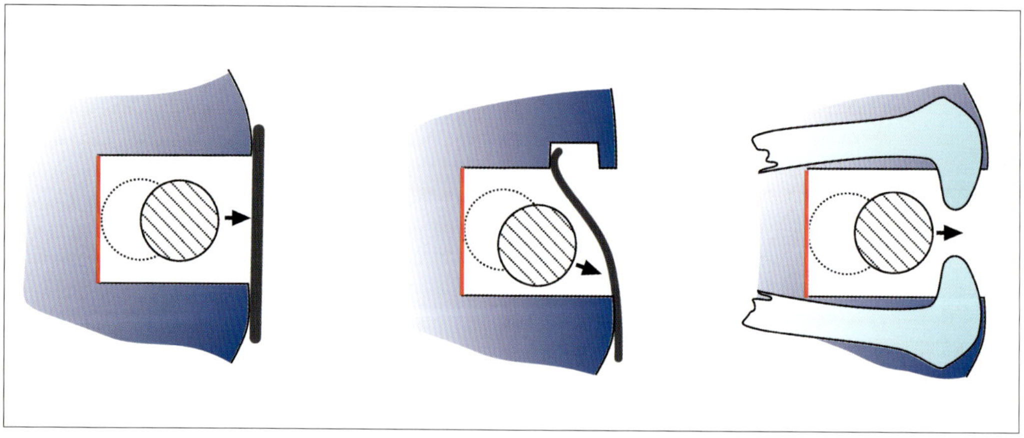

그림 3-13

대부분의 자가결찰 브라켓은 마무리용 호선이 슬롯 베이스와 뚜껑 사이에서 협설측으로 움직일 수 있기 때문에 올바른 인-아웃을 발현시키지 못한다.

인-아웃 조절 능력

Andrews의 연구에 따른 적절한 인-아웃 사양을 지닌 통상적인 결찰 방식(tie-wing) preadjusted 브라켓이 추천된다. 로우 프로파일 브라켓은 훌륭한 치아 조절 능력을 제공하지만 일부 케이스에서는 1st order 조절이 필요하다. 자가결찰 브라켓은 이런 능력이 떨어지므로 추천되지 않는다.

회전 조절

교정의사는 치료 초반 효과적으로 회전을 조절할 수 있는 브라켓을 필요로 하며 과수정을 해야 할 때도 있다(그림 3-14). 브라켓 시스템은 치료 첫날 .014나 .016호선이 들어가자마자 회전의 조절이 시작되어야만 효과적이다.

치료의 초반과 마무리 시점에서 가는 호선을 이용한 회전 조절

효과적인 치료를 위해 브라켓은 가는 .014나 .016호선으로 레벨링과 배열을 시행하는 치료 초반부터 회전 조절이 가능해야 한다. 회전이 치료 초기에 수정되면 그 후 치료가 끝날 때까지 그 위치에서 유지될 수 있고 그 동안 치주섬유가 재배열되어 안정성이 높아진다. 가는 호선은 치료 마무리 시기에 다시 사용되는데 브라켓은 이 시기 동안 수정된 회전을 유지할 능력이 있어야 한다. 그러지 못하면 회전의 재발이 일어나 2차적인 수정이 필요하고 이는 분명히 비효율적이다.

통상적인 결찰 방식(tie-wing) 브라켓은 .014나 .016 호선에서도 잘 기능하지만, 자가결찰 브라켓은 마무리 기간 동안 회전(rotation)을 고치거나 고쳐진 상태를 유지하는 데 있어 일반적으로 효과적이지 못하다. .016 호선을 기존의 결찰 방식(tie-wing) 브라켓에 철사 결찰이나 탄성 모듈을 이용하여 삽입하면 회전된 치아에 수정

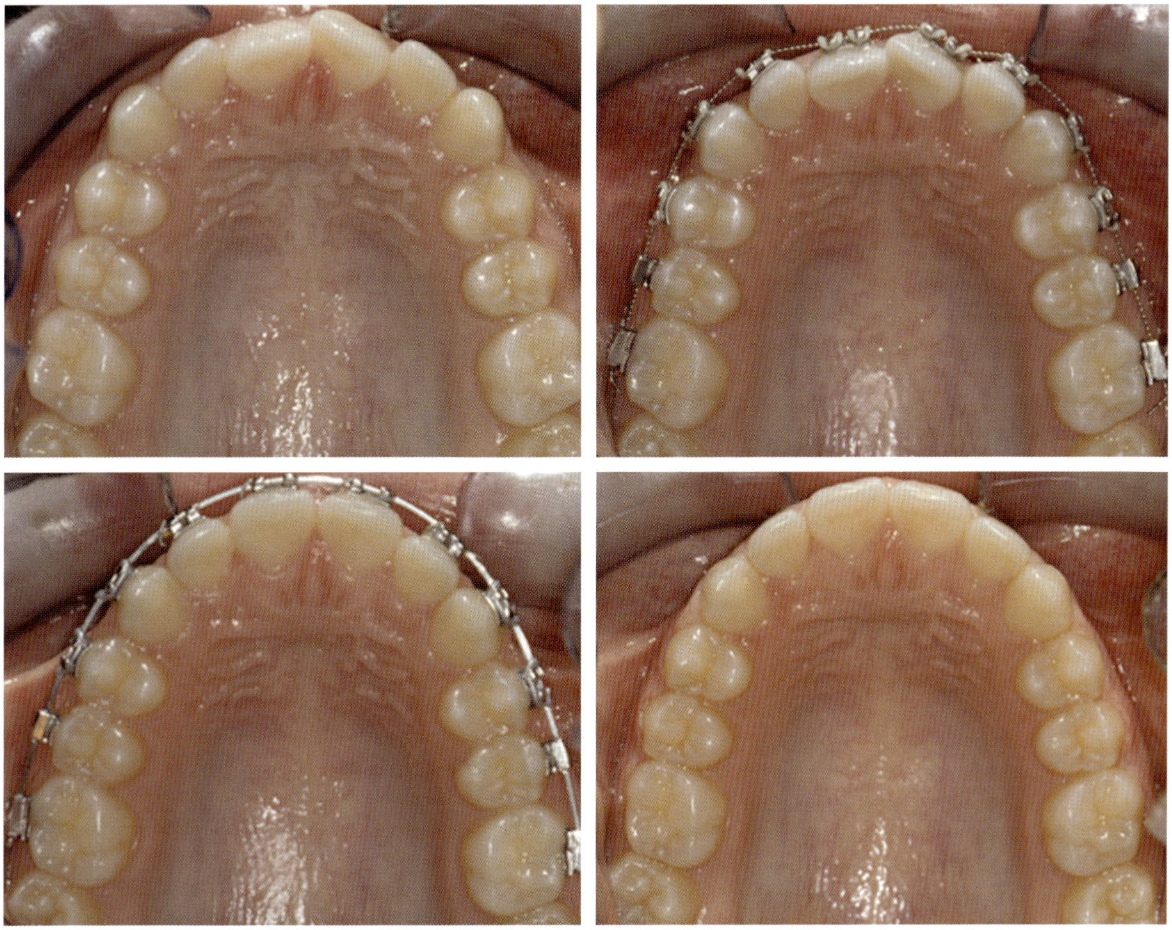

그림 3-14

이 상악 치열에는 정확하게 제작된 절삭 가공된 금속 재질의 .022 결찰 방식(tie-wing) preadjusted edgewise 브라켓이 부착되어 있으며 제2소구치에는 튜브가 부착되어 있다. .015 다가닥 와이어가 묶여 있으며 치료의 시작 시기부터 회전의 조절이 시작된다.
매 4~6주마다 내원하였으며, .015 다가닥 호선, .016 강철 호선, .019/.025 HANT, .019/.025 강철 호선의 순서로 14개월 만에 별다른 문제없이 마무리되었다. 21번 치아에서의 약간의 미세 조절을 제외하고는 호선 조절은 하지 않았다. 상악 제2대구치는 조절하지 않았는데 환자의 나이가 14세였기 때문에 상악 결절 부위의 골이 성숙될 때까지 기다리기로 결정하였다.

하는 힘을 가할 수 있다(그림 3-15). 비슷한 호선이 자가결찰 브라켓에 삽입되면 적절한 수정력이 발생되지 않고 때로는 전혀 힘을 가하지 못하는 경우도 있는데, 결찰기전이 슬롯 내부에서 회전을 상당량 허용하기 때문이다(그림 3-16).

대부분 부정교합은 회전된 치아를 가지고 있으며 결찰 방식(tie-wing) 브라켓은 이러한 것을 조절하는 데 더 효과적이다.

회전의 과수정

기존의 결찰 방식(tie-wing) 브라켓은 .014 혹은 .016 원형 강철 호선을 삽입 전 약간 조절하거나(그림 3-17),

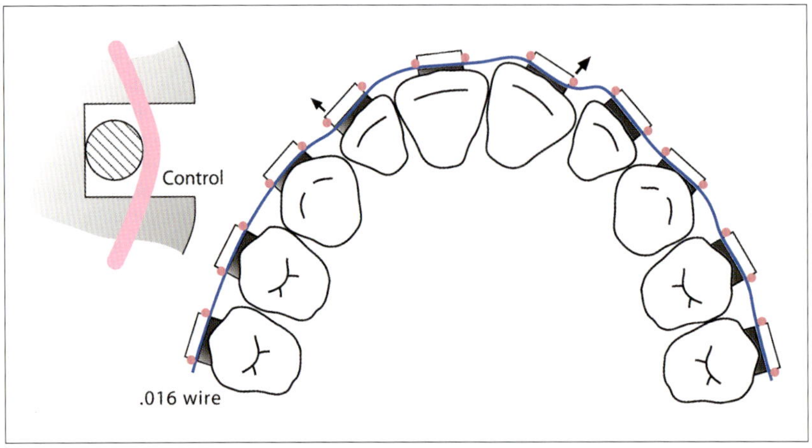

그림 3-15

교정의사가 치료 초반부터 회전을 조절할 수 있는 브라켓을 사용하는 것은 중요하며, 통상의 결찰 방식(tie-wing) 타입의 preadjusted twin 브라켓이 가장 효율적이다. 가는 .014나 .016호선이 레벨링과 배열에 사용되는 치료 초기부터 회전의 조절이 가능하고, 마무리 기간 동안 바로잡은 상태에서 유지시킬 수 있다.

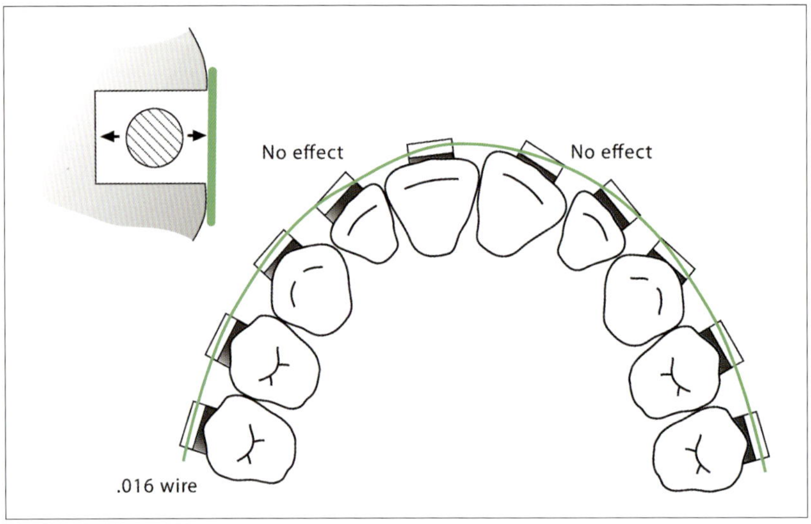

그림 3-16

자가결찰 브라켓은 일반적으로 가는 .014 혹은 .016호선을 사용하여 치료 초반에 치아의 회전을 수정하거나 마무리 기간 동안 수정된 회전을 유지하는 데는 효과적이지 않다. 치아 표면에서 멀리 떨어진 closed box 타입의 몇몇 느슨한 조절의 자가결찰 브라켓은 회전을 조기에 조절하는 데는 부적절하다.

웨지 등을 사용함으로써(그림 9-14 참조) 간단히 과수정을 할 수 있다. 하지만 대부분의 자가결찰 브라켓에서 웨지는 사용할 수 없으며 과수정을 위해 조절한 호선도 사용하기 어려운 경우가 많다(그림 3-18). 자가결찰 브라켓이 이러한 기본적인 요구사항을 충족하지 못하는 경우 처음 장치를 부착할 때 이를 보상(offset)하여 부착하는 방법이 있으나 브라켓의 부피가 크기 때문에 여기에도 어려움이 있다(그림 7-10 참조).

회전을 피하기 위한 정확한 접착

게이지로 치아 표면에 브라켓을 눌러 붙이면 브라켓 바닥의 한쪽 끝에 과도한 레진이 남아 회전되는 것을 막을 수 있다(그림 3-19). 게이지는 기존의 결찰 방식(tie-wing) 브라켓에서는 쉽게 이용할 수 있으나 자가결찰 브라켓에서는 사용하기 힘들거나 불가능할 수도 있다.

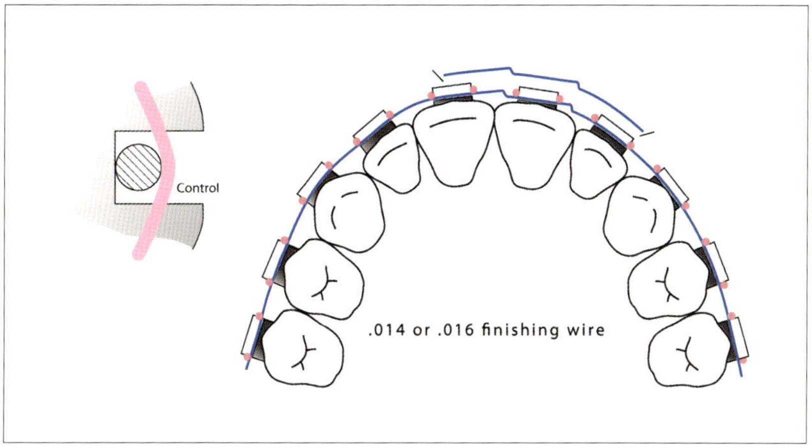

그림 3-17

좋은 교정치료는 회전의 완전한 수정을 필요로 하며 간혹 원형의 .014나 .016 강철 마무리용 호선에서 약간의 1st order 조절을 이용한 과수정이 필요할 때도 있다. 결찰 방식(tie-wing) 브라켓에서는 이런 조절이 쉽다.

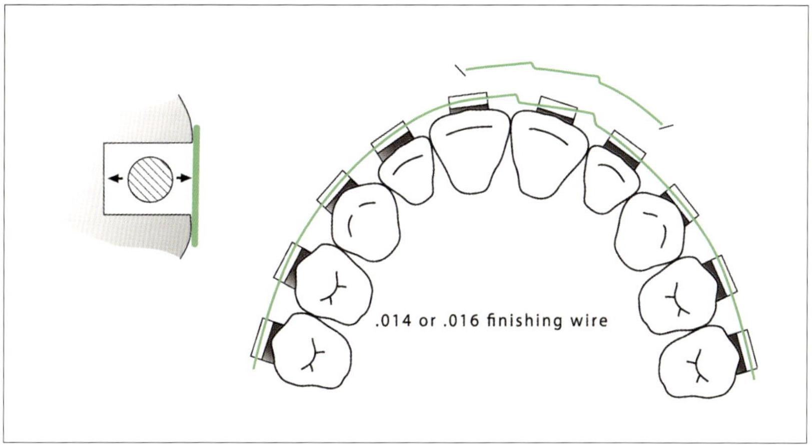

그림 3-18

많은 자가결찰 브라켓은 원형의 .014나 .016 강철 마무리용 호선에서 약간의 1st order 조절을 이용한 과수정이 쉽지 않다. 호선의 결찰이나 개폐 기전에 의한 문제인데 호선이 슬롯의 바닥에서 떨어져 움직일 수 있기 때문이다.

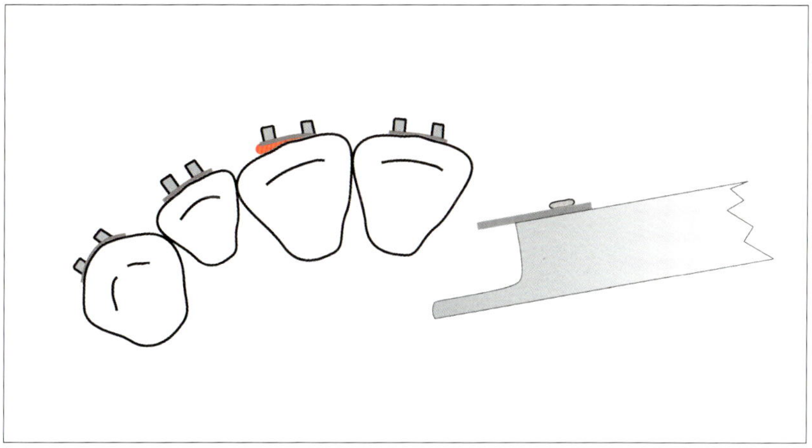

그림 3-19

게이지는 치아 표면에 브라켓을 눌러 붙이는 데 사용되는데, 이것은 브라켓 바닥의 한쪽 끝에 과도한 레진이 남아 회전되는 것을 막을 수 있다. 자가결찰 브라켓에서는 게이지의 사용이 힘들거나 불가능하다.

효과적인 회전 조절을 위한 브라켓의 요구사항

1. 슬롯 바닥에 .016호선을 밀착시킬 수 있는 결찰 방식(그림 3-20). 기존의 결찰 방식(tie-wing) edgewise 브라켓에서는 탄성 모듈이나 철사 결찰로 슬롯 바닥에 호선을 밀착시킬 수 있으며, 이로써 더 작은 사이즈의 호선을 사용해서도 회전 조절을 할 수 있다. 반대로 대부분의 자가결찰 브라켓은 가는 호선을 사용했을 때 슬롯 바닥과 개폐를 위한 구조물 사이에서 협설로 움직이게 된다(그림 3-13). 이러한 결찰 방식으로는 가는 와이어로 회전의 조절을 할 수 없다.
2. 적절한 브라켓의 슬롯 폭(그림 3-21). 중간 크기의 결찰 방식(tie-wing) 브라켓은 일반적인 증례에서 탄성 모듈만으로도 훌륭한 회전 조절을 제공하지만 때때로 철사를 이용한 결찰이 필요하다. 더 넓은 폭의 트윈 브라켓(그림 3-24)은 심한 회전 증례를 더 잘 조절해 주며 특히 모듈을 이용한 결찰을 사용할 경우 더욱 도움이 된다. 싱글 wing 브라켓은 회전의 조절에 매우 취약하다.
3. 브라켓의 슬롯은 가능한 한 치아 표면과 가까워야 하는데(그림 3-22) '두꺼운' 브라켓에 비해 회전 조절에 더 효과적이기 때문이다. 임상에서 하악 절치나 상악 측절치의 배열을 할 때 차이가 가장 뚜렷하다. 치아 표면에서 슬롯까지의 거리가 먼 '두꺼운' 브라켓을 사용할 경우 회전의 수정이 어렵다.

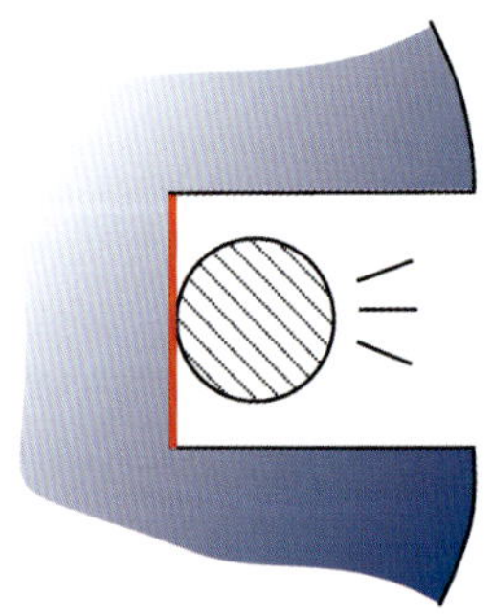

그림 3-20

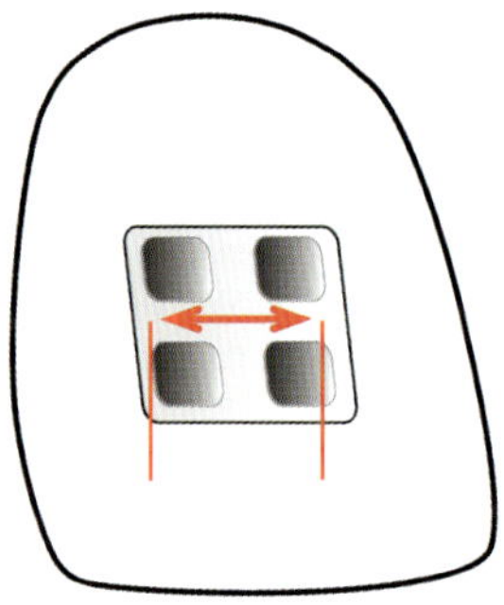

그림 3-21

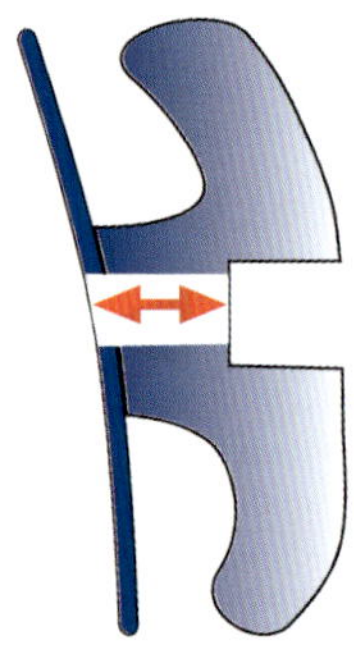

그림 3-22

슬롯 기저부에 .016호선이 밀착하도록 결찰

기존의 결찰 방식(tie-wing) 브라켓은 .016호선으로도 회전을 잘 조절할 수 있지만, 대부분의 자가결찰 브라켓은 박스(슬롯) 내에서 .016호선이 자유롭게 움직일 수 있어 회전의 조절이 효과적이지 못하다(그림 3-23). '회전 조절 능력이 떨어지는' 이러한 브라켓은 치료 후반부에 박스를 채울 수 있는 두꺼운 호선을 사용해 회전을 조절할 수 있다. Active clip을 가진 자가결찰 브라켓은 슬롯 기저부에 가는 호선을 밀착시켜 준다는 주장이 있는데, 공식적이지는 않지만 시험을 해보면 .016호선을 사용할 때 기존의 결찰 방식(tie-wing) 브라켓에 비해서는 호선이 자유롭게 움직였으며 자가결찰 방식의 한계인 것 같다.

적절한 브라켓 슬롯의 너비

전치부 브라켓에서 추천되는 최소한의 너비를 그림 3-27에 정리했다. 기존에 사용되던 최대 폭경(full-width)의 절삭 가공 처리된 브라켓(그림 3-24)은 현재 많이 사용되는 중간 크기(mid-size) 브라켓에 비해 더 넓으며 아주 우수한 치아 조절 능력을 보인다. 정밀하게 제

A

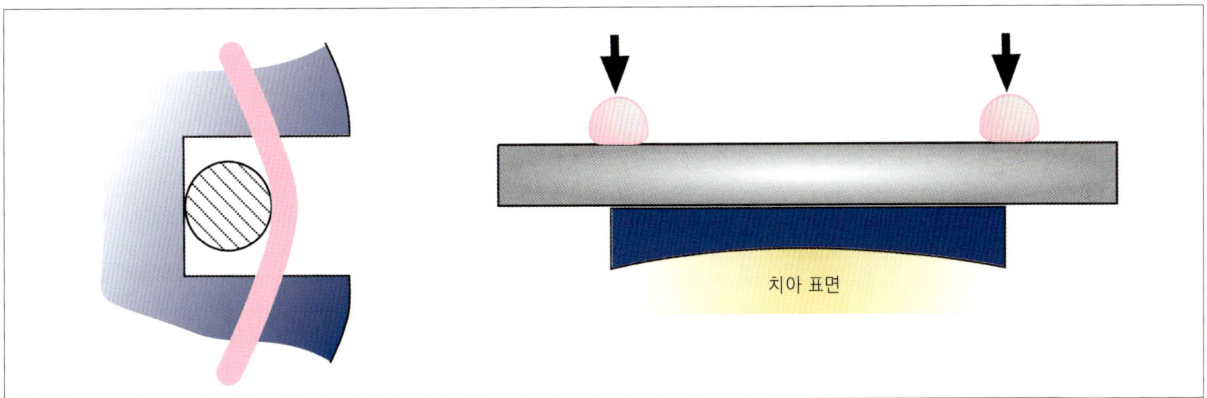

B

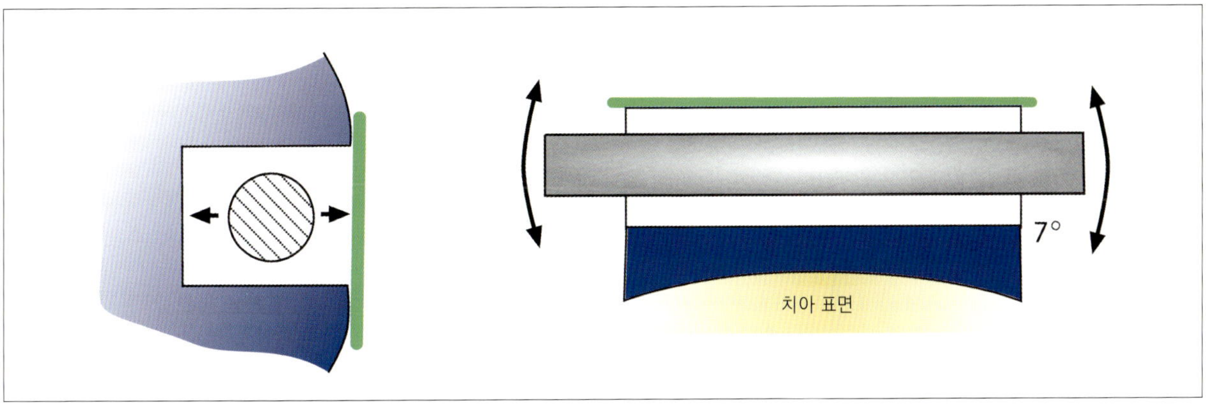

그림 3-23

A, 결찰 방식(tie-wing) 브라켓은 .016호선에서도 회전을 조절할 수 있는데, 이것은 탄성 모듈이나 철사 결찰을 사용하여 호선을 슬롯 기저부에 밀착시킬 수 있기 때문이다. B, 대부분의 자가 결찰 브라켓에서 .016 원형 호선은 박스 안에서 자유롭게 움직이면서 7° 정도의 회전을 허용하기 때문에 회전의 조절이 효과적이지 않다.

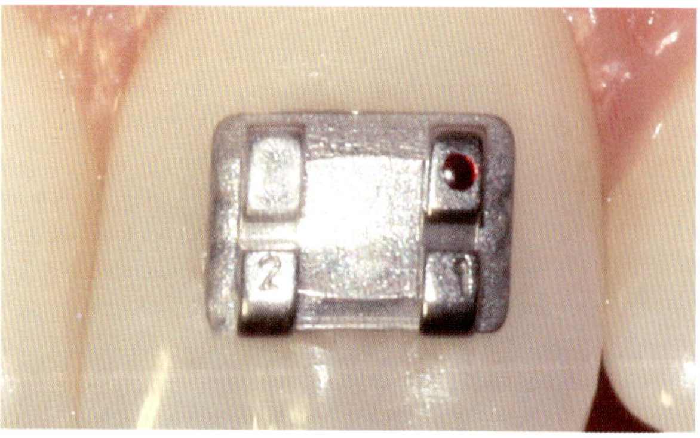

그림 3-24

독일 뮌헨에서 생산된 최대 크기 브라켓으로 절삭 가공 과정을 거쳐 제작되었으며 높은 수준의 정확성을 지닌다. 이 브라켓은 넓은 폭과 정확한 사양으로 매우 뛰어난 전치부 조절 능력을 보여 준다.

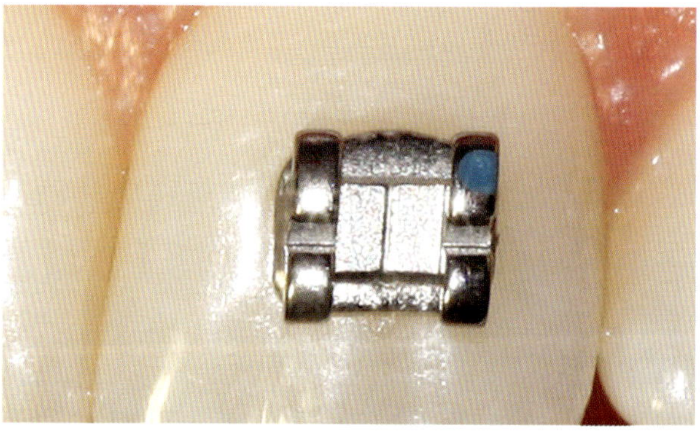

그림 3-25

정확히 제작되고 적절한 넓이를 가진 절삭 가공으로 제작된 중간 사이즈의 결찰 방식(tie-wing) 브라켓은 정확히 부착되었을 경우 좋은 회전 조절 능력을 가지고 있지만 때로는 철사 결찰이 필요하다.

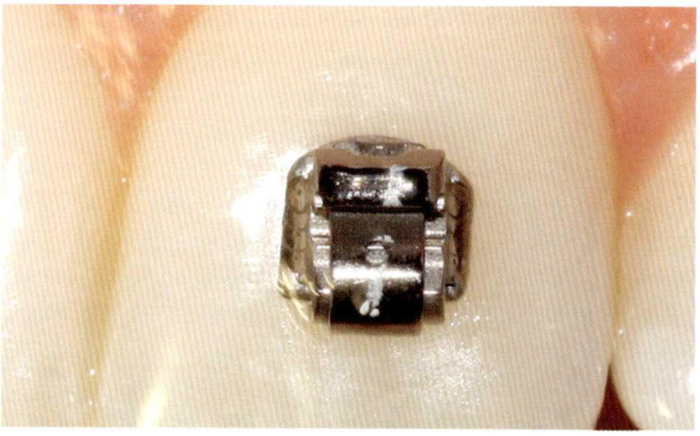

그림 3-26

이 싱글 윙 중절치용 자가결찰 브라켓은 약 0.09인치의 폭을 가지고 있으며 회전 조절에 있어 중간 사이즈의 결찰 방식(tie-wing) 브라켓에 비하여 비효율적이다.

작되고 적절한 너비를 가진 중간 사이즈의 결찰 방식(tie-wing) 브라켓(그림 3-25)도 좋은 회전 조절 능력을 가지고 있지만 때때로 철사 결찰이 필요하다. 넓은 풀 사이즈의 트윈 브라켓은 심한 회전을 가진 증례에서 특히, 상악 측절치에서 더 좋은 조절 능력을 보인다. 모듈을 이용한 결찰 방식을 선호하는 교정의사의 경우 이러한 장점은 더욱 중요하다. 싱글 윙 브라켓(그림 3-26)은 회전 조절에 있어 가장 비효율적이며 치료 목표를 달성하기 어렵다.

치아 표면에 근접한 슬롯

치아의 표면과 가까운 슬롯을 가진 브라켓은 '두꺼운' 브라켓에 비하여 회전 조절에 더 효과적이다. 하악 절치나 상악 측절치를 조절할 때 이런 효과가 뚜렷해서, 치아 표면에서 슬롯까지의 거리가 먼 브라켓으로는 회전의 수정이 어렵다. 회전을 조절하면 원치 않는 측방으로의 부작용이 일어난다. 치아의 표면에 슬롯이 가까울 경우 부작용은 줄어들고 두꺼운 브라켓에서는 더 커진다(그림 3-28, 3-29). 브라켓이 두꺼우면 회전 조절 능력이 떨어지는데 힘의 작용점이 치아의 회전중심으로부터 더 멀어지기 때문이다.

A

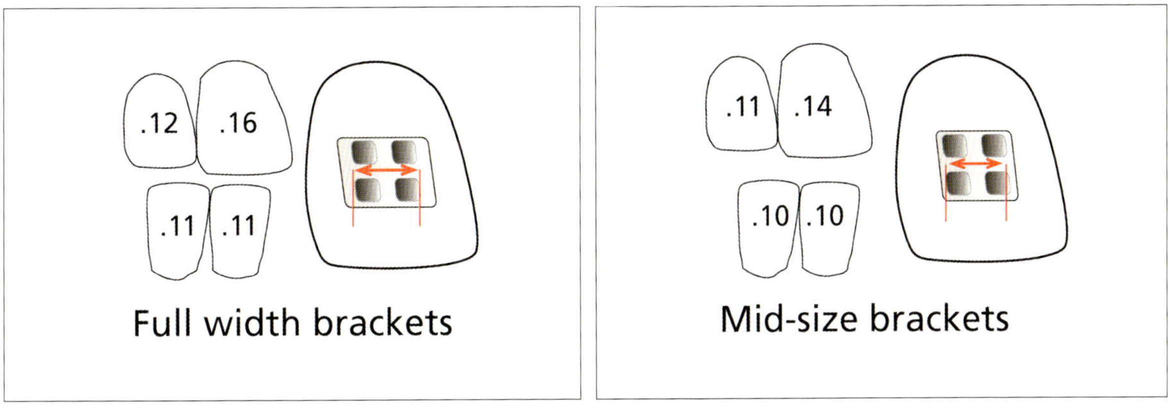

B

그림 3-27

최대 폭경(full size) 브라켓과 중간 사이즈 브라켓의 적절한 최소 브라켓 폭경. 정확히 절삭 가공으로 제작되고 적절한 폭경을 가진 중간 사이즈 브라켓은 정확히 부착되기만 하면 회전 조절 능력이 좋다.

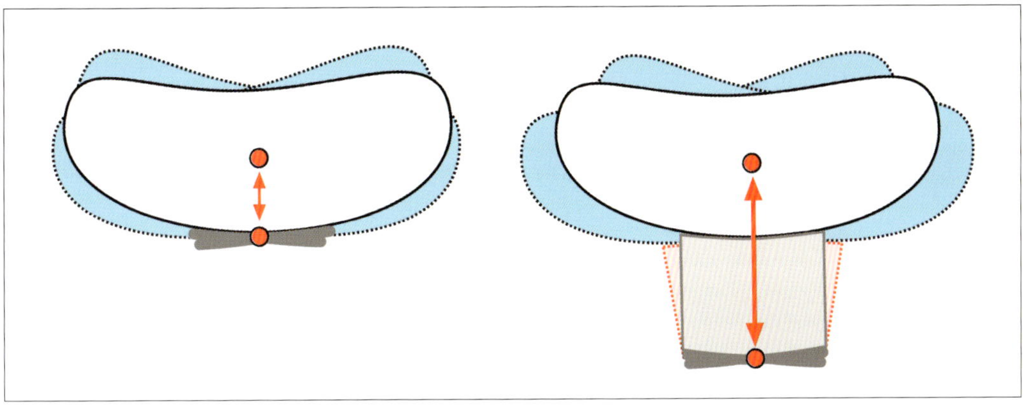

그림 3-28

두꺼운 브라켓은 회전 조절의 효율이 떨어지는데, 치아의 회전중심과 힘의 작용점이 더 멀기 때문이며 이로 인하여 측방으로의 부작용은 더 커진다.

A

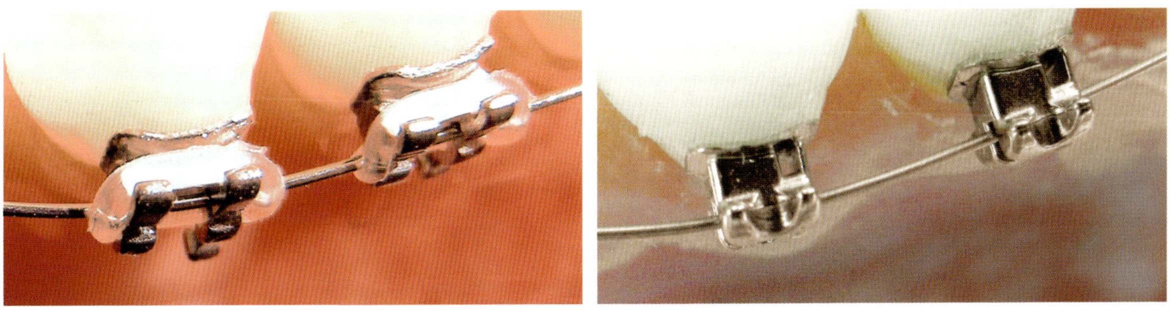

B

그림 3-29

A, B, 치아 표면에 근접한 슬롯 기저부를 가진 넓은 결찰 방식(tie-wing) 브라켓은 치아 표면에서 더 먼 슬롯 기저부를 가진 좁은 브라켓에 비해 회전 조절에 더 효율적이다.

정확한 인-아웃 조절을 위한 브라켓

정확한 인-아웃 사양으로 제작된 브라켓 사용을 추천한다. 정확한 제작의 중요성은 간과되어서는 안 되는데, 부적절한 브라켓은 마무리 단계에서 교정의사가 세세한 호선 조절을 하지 않으면 부적절한 치료 결과를 가져오게 된다(그림 3-30, 3-31).

일반적인 증례의 회전 조절

올바른 인-아웃과 적절한 슬롯 넓이를 가진 중간 사이즈의 결찰 방식(tie-wing) 브라켓의 이용이 추천된다. 좁은 브라켓이나 active clip 타입의 자가결찰 브라켓은 기능이 떨어질 것으로 보인다. Sliding door 방식의 자가결찰 브라켓은 추천되지 않는다.

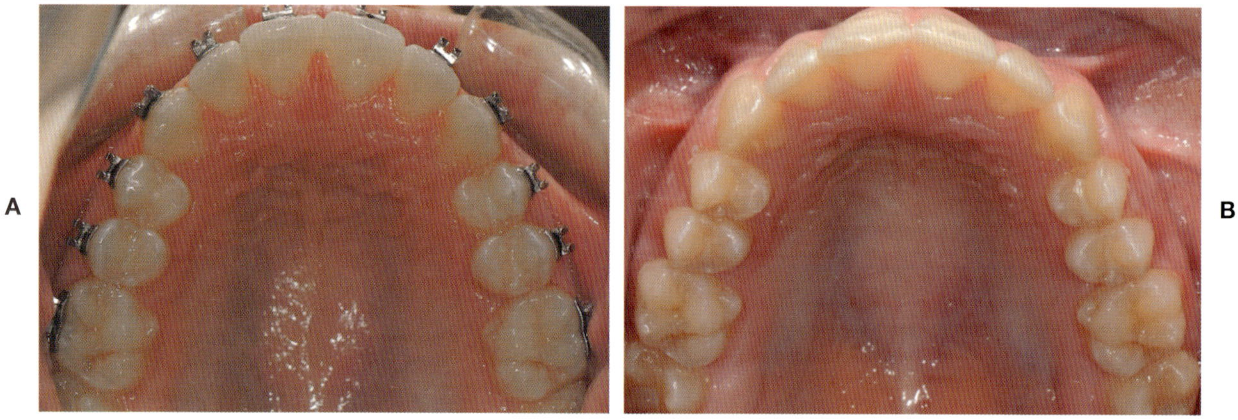

그림 3-30

이 증례의 상악은 치료 마무리 단계로 올바른 인-아웃 사양을 가진 절삭 가공 처리된 중간 사이즈 브라켓이 사용되었다. 측절치와 견치 브라켓의 두께 차이를 볼 수 있는데 이로 인해 장치 제거 후 이상적인 배열을 볼 수 있다.

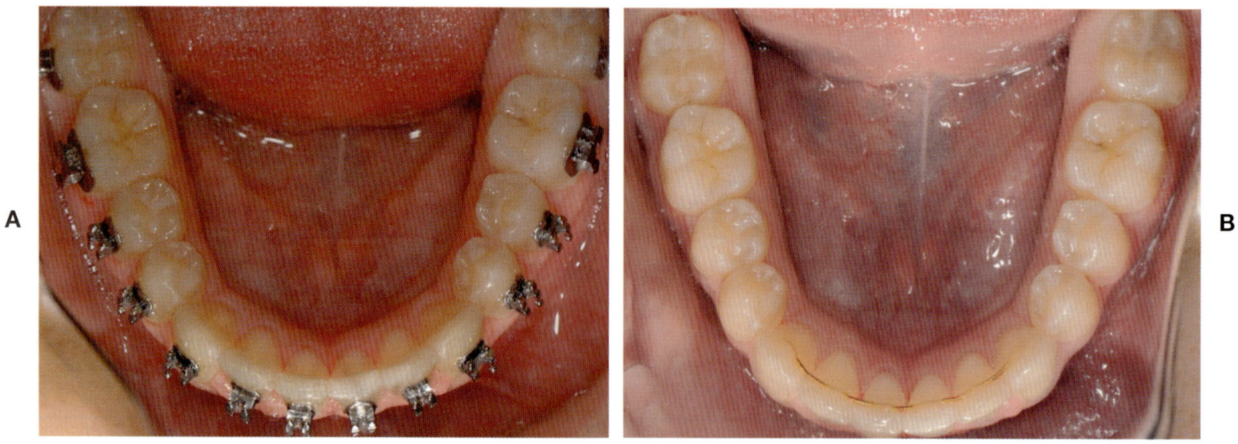

그림 3-31

같은 증례의 하악이며 마무리 단계. 견치 브라켓과 비교한 하악 절치 브라켓의 두께를 주목해 보자. 정확히 제작된 브라켓을 올바른 위치에 부착하고 입증된 역학을 사용하면 치료의 마무리 단계에서 호선 조절 없이도 이상적인 배열을 얻을 수 있다.

심한 회전을 가진 증례 치료 시의 회전 조절

절치에는 넓은 폭의 올바른 인-아웃을 가진 결찰 방식(tie-wing) 메탈 브라켓의 사용이 추천된다. 필요한 몇몇 치아에 철사 결찰을 사용하는 것도 추천된다.

참고문헌

1. Andrews L F, 1989 Straight wire. The concept and appliance. L A Wells Co. ISBN 0-9616256-0-0
2. Adolfsson U, Larsson E, Ögaard B 2002 Bond failure of a no-mix adhesive during orthodontic treatment. Am J Orthod Dentofac Orthop 122;277-81
3. McLaughlin R P, Bennett J C, Trevisi H J 2001 Systemized Orthodontic Treatment Mechanics Mosby, Edinburgh ISBN 072343171X Page 54
4. Trevisi H J 2007 SmartClip™ self-ligating appliance system. Mosby Elsevier ISBN 978-0-7234-3395-8

4

CHAPTER

수직적 정확성 및 경사 조절

수직적 정확성 및 경사 조절

정확성(accuracy) — *정밀하고 오차(error)를 피하는 능력*

Encarta® World English Dictionary © 1999 Microsoft Corporation.

대부분 형태의 교정용 브라켓은 치아의 수직적 조절에 효과적이며, 오차는 브라켓 디자인상의 문제보다 교정의사가 브라켓을 잘못 위치시켜 생기는 경우가 많다. 게이지(그림 4-1)는 수직적으로 브라켓을 정확히 위치시킬 수 있도록 도와주며,[1,2] 따라서 어려움 없이 게이지를 사용할 수 있는 브라켓을 이용하는 것이 유리하다. 게이지를 이용하여 셋업 한 경우 대개 수직적 문제로 재위치시키거나 수직적 미세 조절을 할 필요가 거의 없다(그림 4-2).

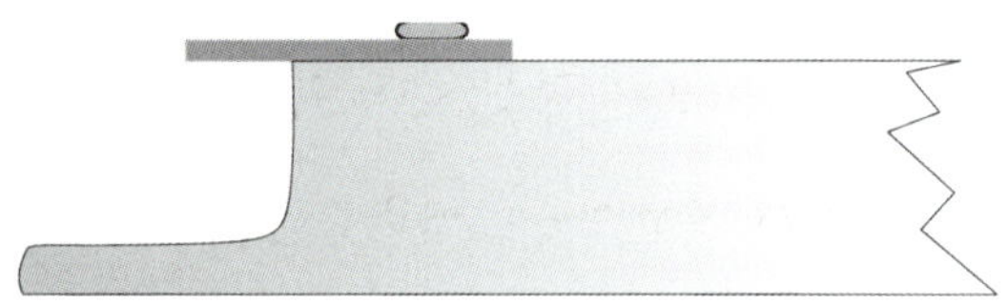

그림 4-1

게이지는 증례를 셋업 할 때 수직적으로 정확히 브라켓을 위치시키는데 도움이 된다. 어려움 없이 게이지를 적용할 수 있는 브라켓을 사용하는 것이 효율적이다.

A

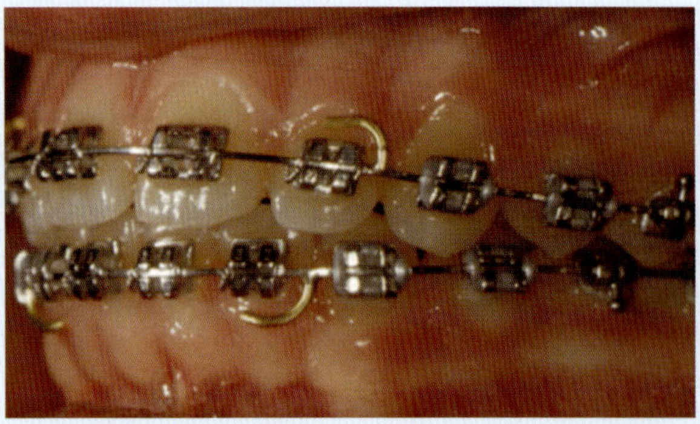

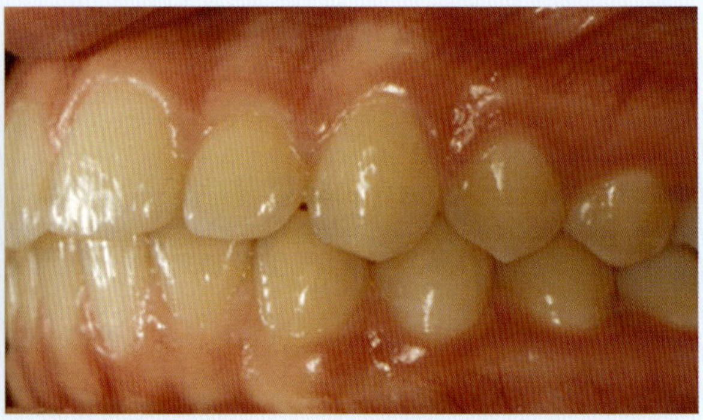

B

그림 4-2

이 증례를 셋업 할 때 게이지를 사용하여 브라켓을 권장 수직 위치 즉, 상악 중절치 4.5mm, 상악 측절치 4.0mm, 상악 견치 4.5mm에 위치시켰다.[2] 마무리 치료 과정에 수직적 미세 조절은 필요하지 않았다. 이 증례는 최대 폭경을 가진 절삭 가공 브라켓으로 치료하였다.

게이지로 브라켓의 수직적 위치 잡기

증례를 셋업 할 때 포지셔닝 게이지는 몇 가지 목표를 가진다.

- 브라켓의 수직적 위치가 정확한지 확인한다(그림 4-3).
- 광중합 전에 과도한 복합레진을 짜낼 수 있도록 브라켓을 치아 표면에 누르는 데 사용될 수 있다(그림 4-4).
- 치료 중 브라켓을 재위치시키거나, 전원(transfer)된 환자의 경우 어떤 브라켓의 위치에 문제가 있는지 찾아낸다.

자가결찰 브라켓은 게이지 사용이 어렵다

전통적인 결찰 방식(tie-wing) 브라켓은 게이지를 쉽고 정확하게 쓸 수 있으나, 자가결찰 브라켓에서는 게이지의 사용이 어렵거나 불가능할 수도 있다(그림 4-5).

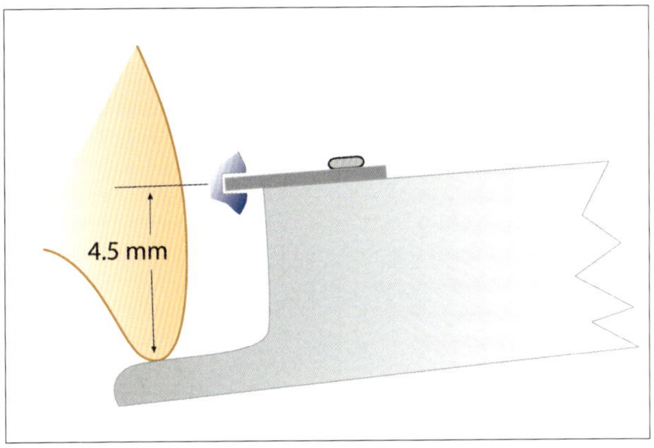

그림 4-3

수직적 정확성은 브라켓의 설계보다 브라켓의 정확한 위치에 좌우되며 어려움 없이 게이지를 적용할 수 있는 브라켓을 선택해야 한다.

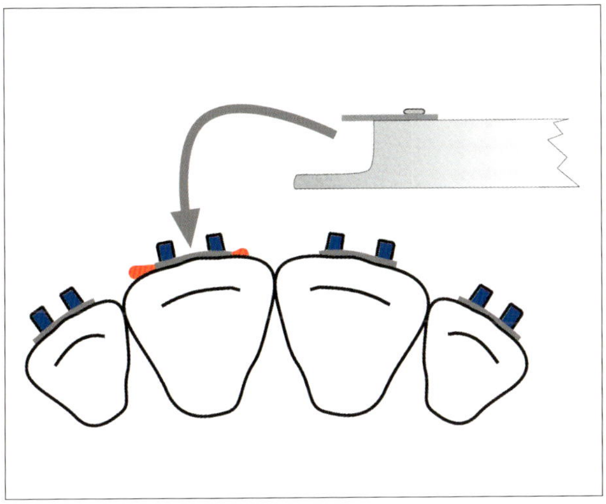

그림 4-4

게이지는 브라켓 기저부 아래의 과도한 접착 레진을 제거하는 데 도움을 주며, 브라켓을 수직적 문제로 재위치시키려 할 때 필수적일 때가 많다. 전원된 환자에서 브라켓 위치가 올바르지 않은 것을 감별하고 재위치시키는 데도 도움을 준다.

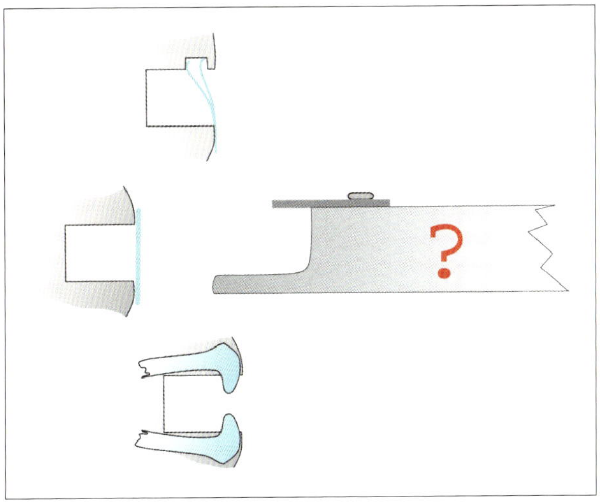

그림 4-5

자가결찰 브라켓을 사용하는 경우 수직적 정확성이 문제가 될 수 있는데, 폐쇄를 담당하는 부분이 게이지의 사용을 제한하거나 막기 때문이다. 슬라이드나 클립이 열려 있더라도 게이지의 정상적인 사용을 방해하는 경향이 있다.

브라켓의 폐쇄를 담당하는 부분이 닫힌 상태에서는 게이지의 사용이 불가능하고 열린 상태에서도 방해가 될 수 있다.

수직적 정확성

전통적인 결찰 방식(tie-wing) 브라켓이 브라켓 위치 게이지를 사용하기에 편리하므로 추천된다. 대부분의 자가 결찰 브라켓은 게이지의 사용을 제한하거나 막을 수 있어 좋지 않다.

좋은 경사(tip) 조절을 위한 브라켓의 요구 조건

좋은 경사 조절을 위해서 교정의사들은 두 가지 설계상의 특성을 살펴볼 필요가 있다.

1. 적절한 슬롯 폭경(그림 4-6, p.31~32)
2. 정확한 제작. 슬롯은 명시된 경사의 사양과 일치하고 .022인치 크기에 가까워야 한다(그림 4-7).

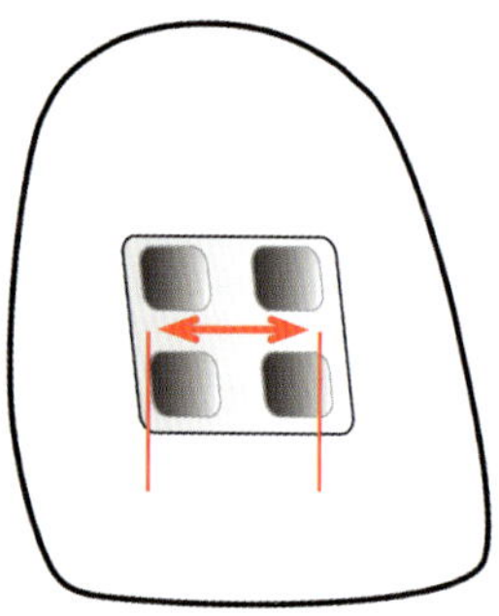

그림 4-6

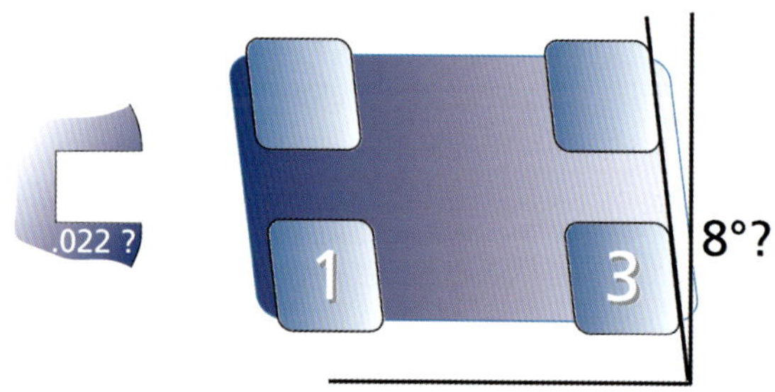

그림 4-7

브라켓 디자인에서 경사 조절 측면으로는 '넓을수록 좋기' 때문에 적절한 슬롯 폭경이 필요하다. 최대 크기의 트윈 브라켓(그림 3-24 참조)이 이상적이지만 중간 크기로도 적절한 조절이 가능하므로 경사 조절을 위해 최대 크기의 브라켓이 필요한 경우는 거의 없다(그림 4-8). 일반적으로 트윈 브라켓에 비하여 싱글 윙을 가진 브라켓은 경사 조절 능력이 적다(그림 4-9).

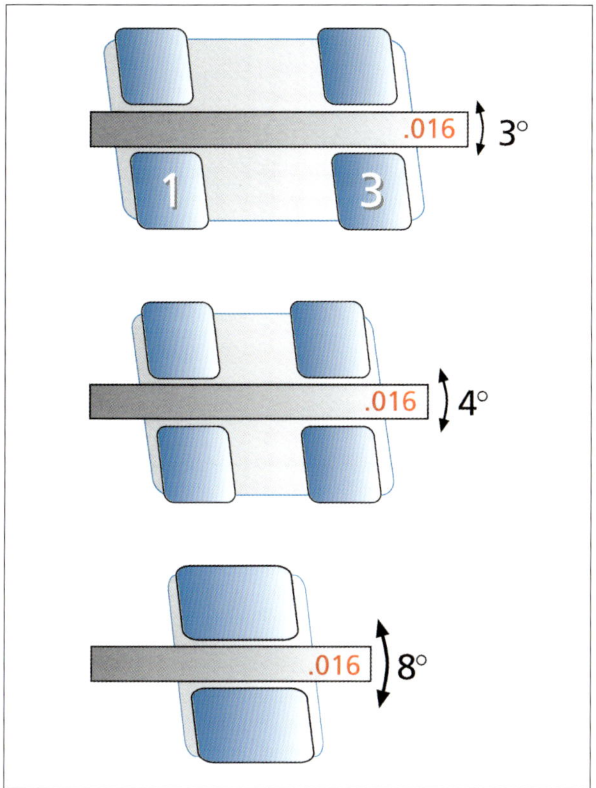

그림 4-8

정밀한 경사 조절을 위해서 교정의사는 적당한 폭경을 가진 브라켓을 필요로 한다. 최대 폭경 브라켓은 경사 조절에 이상적이나 대개 필요하지 않으며 대부분의 경우 중간 크기 브라켓이 적절하다. 싱글 윙 브라켓은 0.09인치 또는 그보다 작은 브라켓 폭경을 가지며 트윈 브라켓에 비해 경사 조절 능력이 적다. 몇몇 종류의 싱글 브라켓은 경사 조절에 부적합하다.

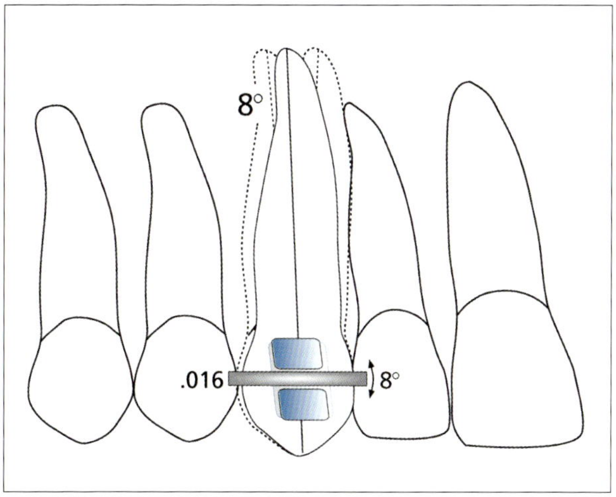

그림 4-9

효과적인 치료 역학을 위해서 .016 원형 호선 단계에서 경사 조절을 시작하는 것이 필요하다. 하지만 그림에서 알 수 있듯이 싱글 윙을 가진 preadjusted 브라켓은 경사 조절 능력이 스탠다드 브라켓보다 나을 바 없을 것으로 보인다.

정확한 경사 조절

정확하게 제조된 전통적인 중간 크기의 결찰 방식(tie-wing) 브라켓이 추천된다. 싱글 윙 타입은 추천되지 않는다.

명시된 대로의 특정 경사값을 확실히 얻기 위해서는 정확한 제조가 필요하며 슬롯 크기는 .022에 매우 근접해야 한다. 슬롯이 더 크다면 경사 조절 능력이 감소할 것이기 때문이다(그림 4-10). 그림에서 보여 주듯이 슬롯의 크기가 20% 더 커지면 4.5° 경사 조절 능력이 감소한다.

브라켓은 최대의 경사 발현이 필요할 때 최대 두께의 각형 호선을 사용할 수 있어야 한다(그림 4-11). 그림에서처럼 브라켓에 최대 두께의 .021/.025호선을 장착하면 그에 따라 경사 조절 능력이 개선된다. P.15에서 설명했듯이 결찰 방식(tie-wing) 브라켓은 최대 두께의 호선을 쉽게 사용할 수 있으나, 몇몇 종류의 자가결찰 브라켓은 사용이 어려울 수 있으므로 브라켓을 선택하기 전에 이런 점을 생각해야 한다.

적절한 폭경으로 정밀하게 제작된 브라켓을 선택하는 것뿐 아니라 교정의사는 증례를 셋업 할 때 정확한 장축 경사로 브라켓을 위치시켜야 할 의무가 있다. 브라켓 윙은 치아의 임상 치관의 장축에 평행해야 하며,[3] 게이지를 사용해서 광중합 전에 브라켓을 정확히 경사된 위치로 위치시킬 수 있어야 한다. 앞서 언급한 대로 자가결찰 브라켓은 게이지 사용을 제한하거나 방해할 수 있다.

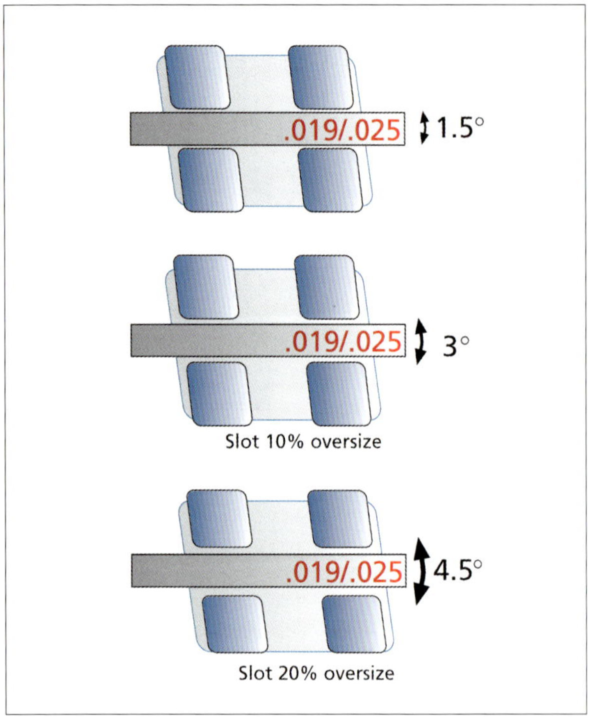

그림 4-10

.022 슬롯의 크기가 정해진 크기를 넘지 않고 정확한 크기일 때 경사(tip)가 잘 발현된다. 과도한 제작 공정상의 오차는 경사 조절 능력을 감소시켜 사용하기 부적절하게 만든다.

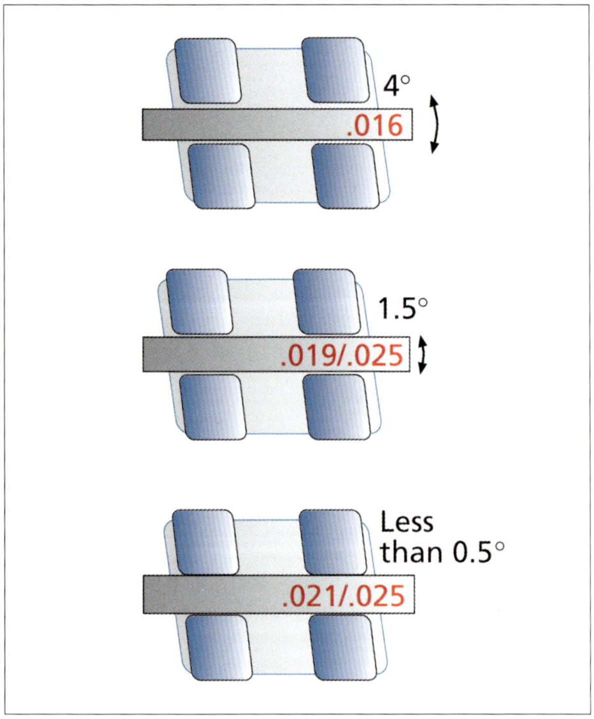

그림 4-11

브라켓은 최대의 경사 발현이 필요할 때 최대 두께의 각형 호선을 사용할 수 있어야 한다. 몇몇 자가결찰 브라켓은 이것이 불가능하다.

참고문헌

1. McLaughlin R P, Bennett J C 1995 Bracket placement with the preadjusted appliance. J. Clin. Orthod. 29:302-311
2. McLaughlin R P, Bennett J C, Trevisi HJ 2001 Systemized Orthodontic Treatment Mechanics Mosby, Edinburgh ISBN 072343171X Page 62
3. McLaughlin R P, Bennett J C, Trevisi H J 2001 Systemized Orthodontic Treatment Mechanics Mosby, Edinburgh ISBN 072343171X Page 61

5

CHAPTER

토크의 조절

토크의 조절

아킬레스의 발목(Achilles' heel) — 작아 보이지만 실제로 결정적인 약점

Encarta® World English Dictionary © 1999 Microsoft Corporation.

토크는 에지와이즈 개념의 아킬레스의 발목이다. 경사, 회전, 인-아웃은 잘 조절할 수 있지만 토크 조절은 적절한 브라켓과 역학을 사용해도 어렵게 여겨진다. 교정의사는 필요한 곳에 적절히 토크를 부여할 수 있어야만 하고 따라서 최대한 토크에 효과적인 브라켓을 필요로 한다. 몇몇 브라켓은 토크 발현 기능이 부족하므로 모든 브라켓이 동등하게 기능을 발휘할 것이라고 가정해서는 안 된다.

강철 각형 .019/.025 작업 호선

활주 역학(sliding mechanics)과 치아의 그룹 이동은 .019/.025 강철 각형 '작업' 호선의 사용을 기반으로 하여 지난 십여 년간 널리 사용되어 왔다.[1] 이것은 .022 preadjusted 에지와이즈 브라켓과 함께할 때 이상적으로 작용하는데 적절한 토크 조절과 활주 역학 사이의 균형을 제공하기 때문이다. 예를 들어 .021/.025와 같은 더 두꺼운 작업 호선은 토크 조절은 더 잘되나 활주 역학을 제한한다. .018/.025 혹은 .017/.025와 같은 더 얇은 호선을 사용하면 활주 역학을 사용하기 더 쉽지만 호선의 강성(rigidity)이 감소하여 토크 조절 능력이 떨어지고 수직 피개 조절 능력도 부족해진다(그림 5-1). 둥근('원형') 모서리를 갖는 각형 와이어는 토크 조절 능력이 떨어지고(그림 5-2) 브라켓 슬롯이 규격보다 크게 만들어져도(oversized) 토크 조절 능력이 감소한다(그림 5-3).[2]

활주 역학 동안에 .022 슬롯 내의 .019/.025호선이 움직임에 여유가 있어야 하지만 적절한 토크 조절도 가능해야 한다. 이러한 두 가지 요구 조건이 균형을 이루어야 한다. 교정의사들은 활주 역학을 필요로 하지만 토크 조절도 필요로 한다.

슬롯에서의 토크 움직임의 자유도는 'slop'이라고 묘사되어 왔으나 더 좋은 표현은 'no torque zone(NTZ)'이다. NTZ는 호선과 브라켓의 조합에 따라 달라지며 성공적인 치아 조절을 위해서 과도하면 안 된다. 만약 'no torque zone'이 너무 크면 공간 폐쇄 과정에서 활주 이동은 더 잘 이루어지지만 토크 조절이 부족하게 될 것이

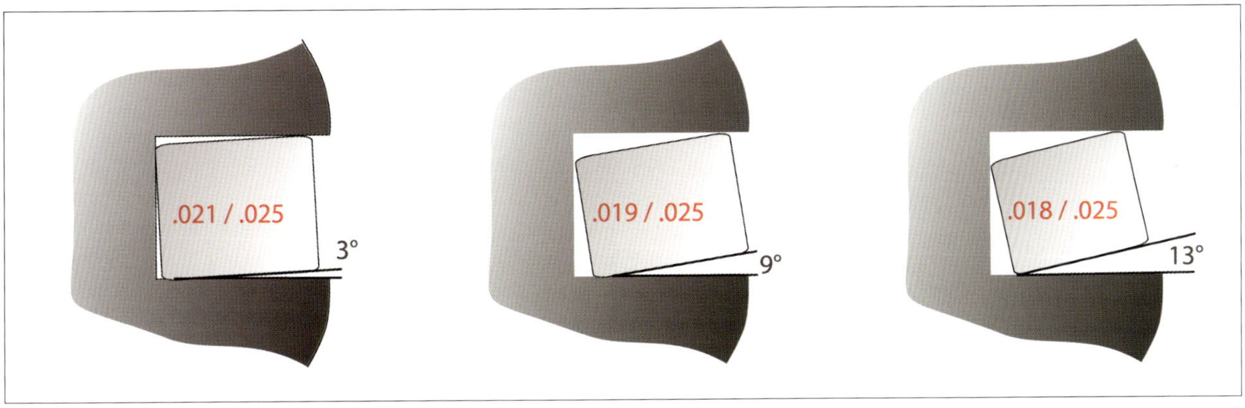

그림 5-1

.022 슬롯상에서 호선의 크기에 따른 'no torque zone(NTZ)'의 예측치. 슬롯 크기가 정확하고 호선은 모서리 둥글림이 없다고 가정하였다. 슬롯이 약간 크게 제작되고 호선은 둥글게 제작되기 때문에 임상에서 토크 조절 능력은 그림보다 더 작다. .021/.025호선은 토크 조절 능력은 더 좋지만 활주 역학에는 불리하다. .018/.025와 같은 가는 작업 호선은 활주 역학에 유리하지만 토크 조절 능력이 불충분하고 수직 피개 조절 능력도 부족하다.

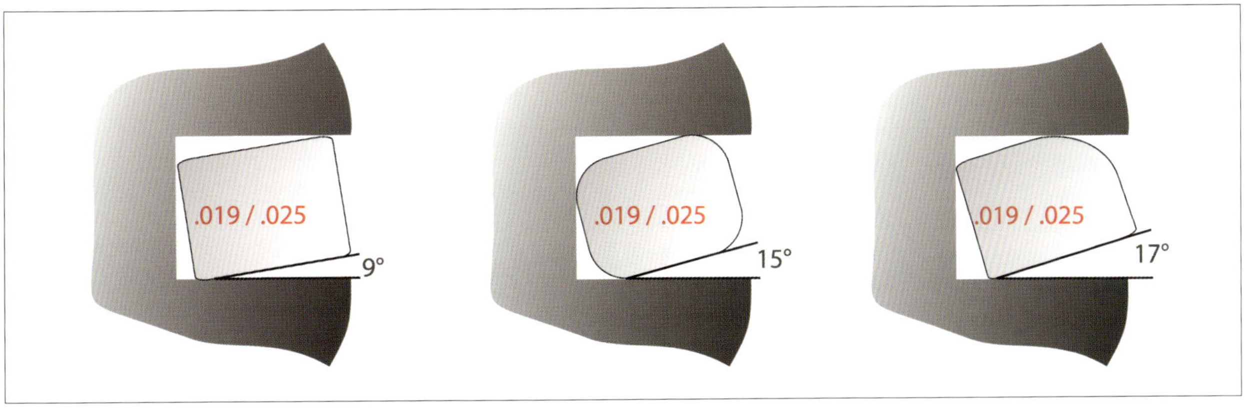

그림 5-2

만약 .019/.025 작업 호선의 모서리가 과도하게 둥글면 토크 조절 능력이 크게 감소할 것이다. 자가결찰 브라켓에 이용할 수 있도록 고안된 이른바 '혼합(hybrid)' 호선은 토크 조절 효과가 매우 떨어져 둥근 호선처럼 기능할 것이라고 예상할 수 있다.

다(제6장 p.56).

'No torque zone'은 다음과 같이 정의될 수 있다: 각형 호선은 preadjusted 에지와이즈 .022 브라켓의 슬롯을 완전히 채우지는 못하며 따라서 치아의 토크 조절이 되지 않는 범위가 생긴다. 이것을 각도로 측정해 'no torque zone'이라고 한다.

정상적인 .019/.025 작업 호선은 활주 역학이 작용하는 동안 이상적인 토크 조절 능력을 갖는다(그림 5-1, 5-2). '최대 굵기'인 .021/.025호선은 토크 조절 기능이 더 뛰어나 상실된 토크의 회복을 위해 치료의 후반에 유용하게 사용할 수 있으나 활주 역학에는 적합하지 않다. 각형 호선의 과도한 둥글림은 NTZ를 증가시켜 토크 효율성을 크게 감소시킨다(그림 5-2).

좋은 토크 조절을 위한 브라켓의 요구사항

1. 슬롯의 크기가 .022에 매우 근접해 과도하게 크지(oversized) 않아야 한다(그림 5-3). 슬롯의 옆면들은 평행해야 한다. 잘 알려진 상표의 브라켓 중 몇몇은 상당히 크기가 크고 슬롯 옆면이 평행하지 않은 제품도 있다는 것이 연구 결과 드러났다. 이러한 제작상의 문제점은 토크 조절에 있어 심각한 실패를 일으킬 수 있다.
2. 브라켓 슬롯의 기저부는 치아 면에 가능한 한 가깝게 밀착되어 정확한 인-아웃의 크기를 일관되게 유지하고 과도하게 두껍지 않아야 한다(그림 5-4). 슬롯의 기저부가 치면에 가까운 얇은 브라켓은 두꺼운 브라켓에 비해 더 좋은 토크와 회전 조절 능력을 가진다.
3. 폐쇄 기전(결찰 혹은 자가결찰의 뚜껑 부위를 의미: 역자 주)은 호선에 부가적인 토크가 부여되었을 때도 강철 작업 호선을 슬롯 내로 쉽게 집어넣고 확실히 유지시킬 수 있어야 한다(그림 5-5). 모든 자가결찰 브라켓의 폐쇄 기전이 이런 점에서 믿을 만하다고 가정해서는 안 된다. 특히 작업 호선에 부분적으로 토크를 조절했을 때 교정의사가 작업 호선을 쉽고 통증 없이 위치시키고 제거할 수 있는 것이 매우 중요하다.

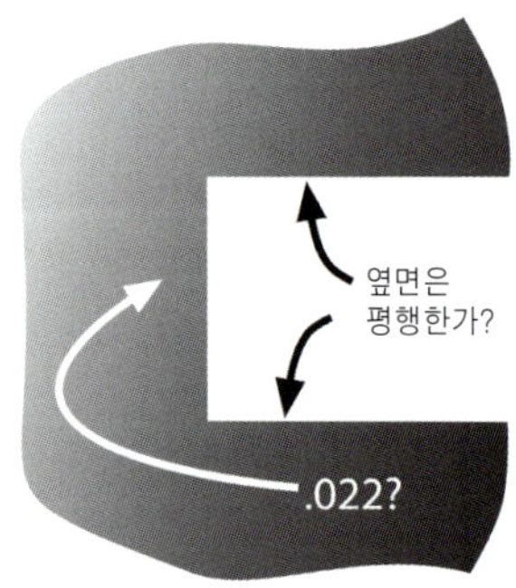

그림 5-3

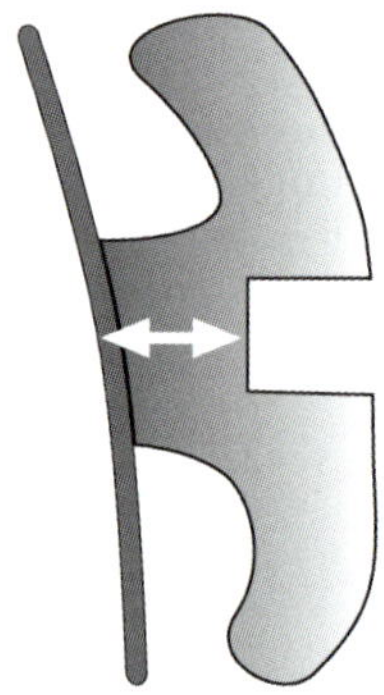

그림 5-4

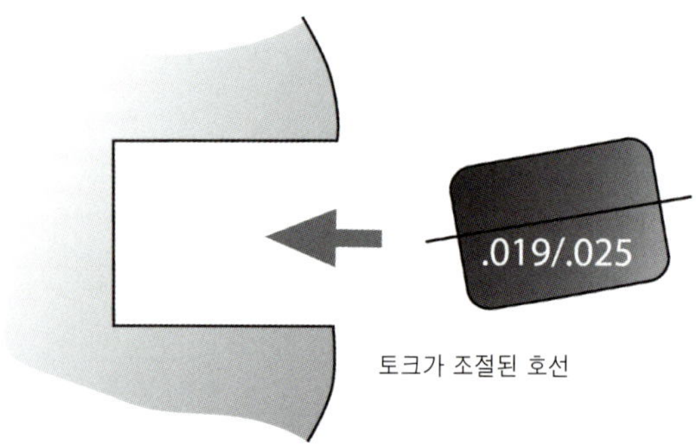

그림 5-5

브라켓 슬롯의 크기

역사적으로 대부분의 .022 교정용 브라켓은 호선의 손쉬운 삽입과 철거를 위해서 조금 더 큰(oversized) 슬롯으로 제작되어 왔다. 다양한 브라켓의 정확한 슬롯 크기에 관한 연구[2]를 살펴보면 제조사들이 정확한 지침을 따라 제작하지 않으며, 잘 알려진 상표의 브라켓 슬롯에서도 대체로 크기가 크다는 사실이 밝혀졌다. 좋은 토크 조절 능력을 위해서는 슬롯의 옆면들은 평행해야 하며, 더 큰(oversized) 슬롯의 크기로 인해 토크 조절 능력이 심각하게 저하되지 않도록 슬롯의 크기가 .022에 매우 근접해야 한다(그림 5-3, 5-6).

치아 표면에 근접한 브라켓 슬롯

최적의 토크 조절 능력을 위해서 교정의들은 Andrews의 연구 결과를 따르는 정확한 인-아웃을 가진 브라켓을 선택할 필요가 있다. 폐쇄 기전이나 수직 슬롯을 위해 두께가 더 두꺼워져서는 안 된다(그림 5-7).

얇은 브라켓은 슬롯의 기저부가 치면에 근접하므로 두꺼운 브라켓보다 더 좋은 토크 조절 기능을 나타낸다. 이는 토크로 인한 치아 이동에 동반되는 수직적인 부작용 때문이다. 브라켓 슬롯이 치면에서 멀리 떨어질수록 수직적 부작용은 증가하고 토크 조절의 효율은 감소한다(그림 5-8).

효과적인 폐쇄 기전 (effective closure mechanism)

탄성 모듈과 철사 결찰은 결찰 방식(tie-wing) 브라켓에서 신뢰할 수 있는 폐쇄 기전이며 오랜 동안 검증을 거쳤다(그림 5-9A~D). 각형 작업 호선은 필요할 때 플라이어나 토킹 키(torqueing key)를 사용하여 브라켓 슬롯 내로 쉽게 안착시킬 수 있고 확실하게 유지된다.

모든 자가결찰 폐쇄 방법이 각형 호선을 사용할 때 믿을 만하다고 가정하는 것은 위험하며 의문을 가져야 한다(그림 5-10). 작업 호선을 쉽고 통증 없이 장착할 수 있

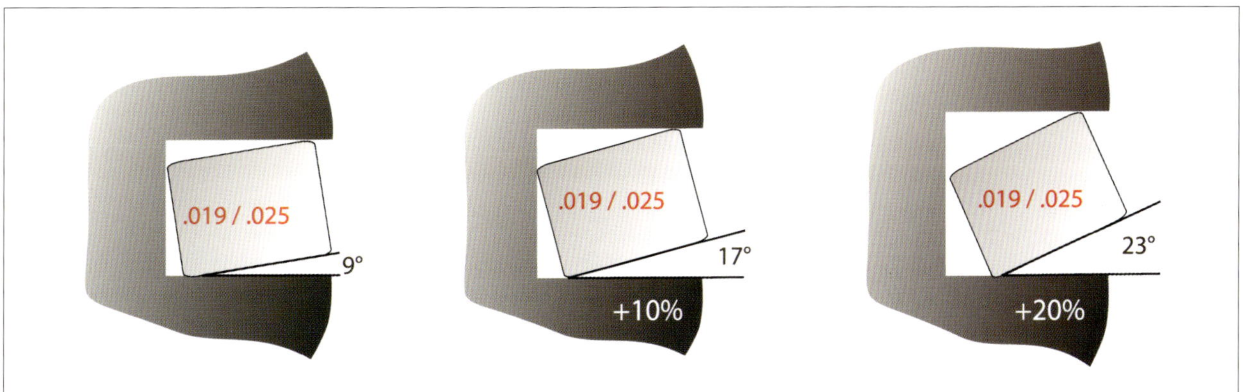

그림 5-6

슬롯의 크기가 .022에 매우 근접해야 한다. 슬롯의 크기가 커질수록 no torque zone(NTZ)이 증가하며 토크 조절 기능의 저하가 일어난다. 호선의 크기가 작거나 과도한 둥글림이 있으면 토크 조절 능력은 더 감소할 것이다.

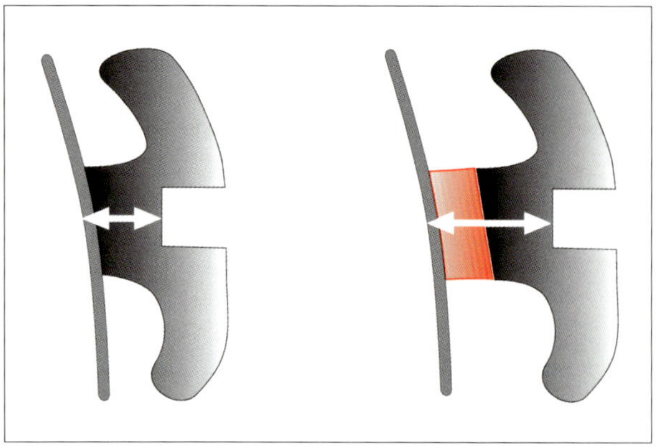

그림 5-7

자가결찰의 폐쇄 기전(closure mechanism)이나 수직 슬롯은 대개 브라켓의 두께를 증가시킨다. 치면에서 슬롯 기저부 사이 크기가 증가할수록 토크 조절의 효율이 감소한다.

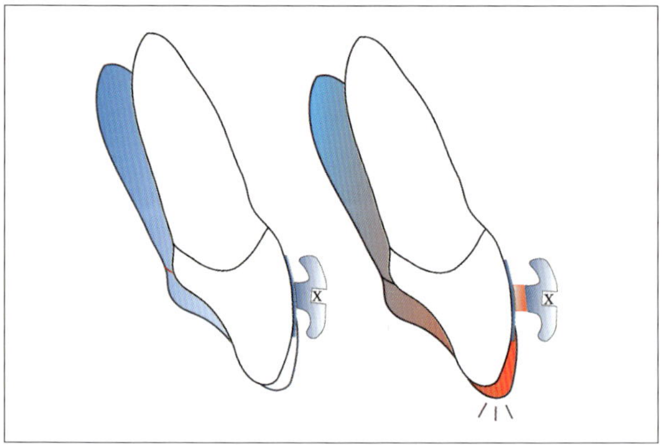

그림 5-8

과도하게 두꺼운 브라켓은 토크 조절 능력이 떨어지는데 치아가 슬롯의 중심(X) 주위로 회전하면서 생기는 수직적 부작용이 증가하기 때문이다. 이는 임상적으로 중요하다.

A B C D

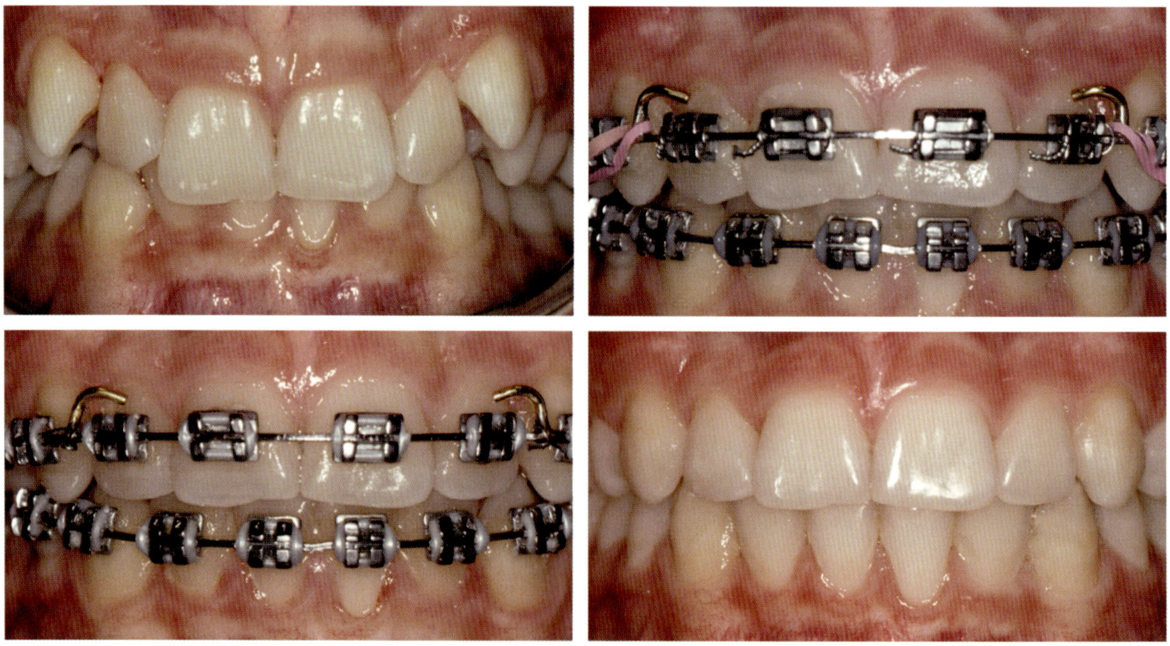

그림 5-9

A, 탄성 모듈이나 와이어 결찰은 결찰 방식(tie-wing) 브라켓에서 효과적이며 신뢰할 수 있는 폐쇄 기전이다. 이 II급 2류 증례는 비발치로 치료하였다. B, 최적의 토크 조절을 위하여 최대 폭경 브라켓을 사용하였으며(p.89), .019/.025 작업호선 단계에 이르렀을 때 상악 절치들은 브라켓 사양이 최대한 발현되도록 와이어 결찰하였다. C, 탄성 모듈은 치료 마무리 시기의 정착(settle) 과정과 초기 레벨링 및 배열 기간 동안 사용되었다. D, 장치 제거 후에 절치 절단연 재형성을 하려 하였으나 환자는 연기를 원하였다.

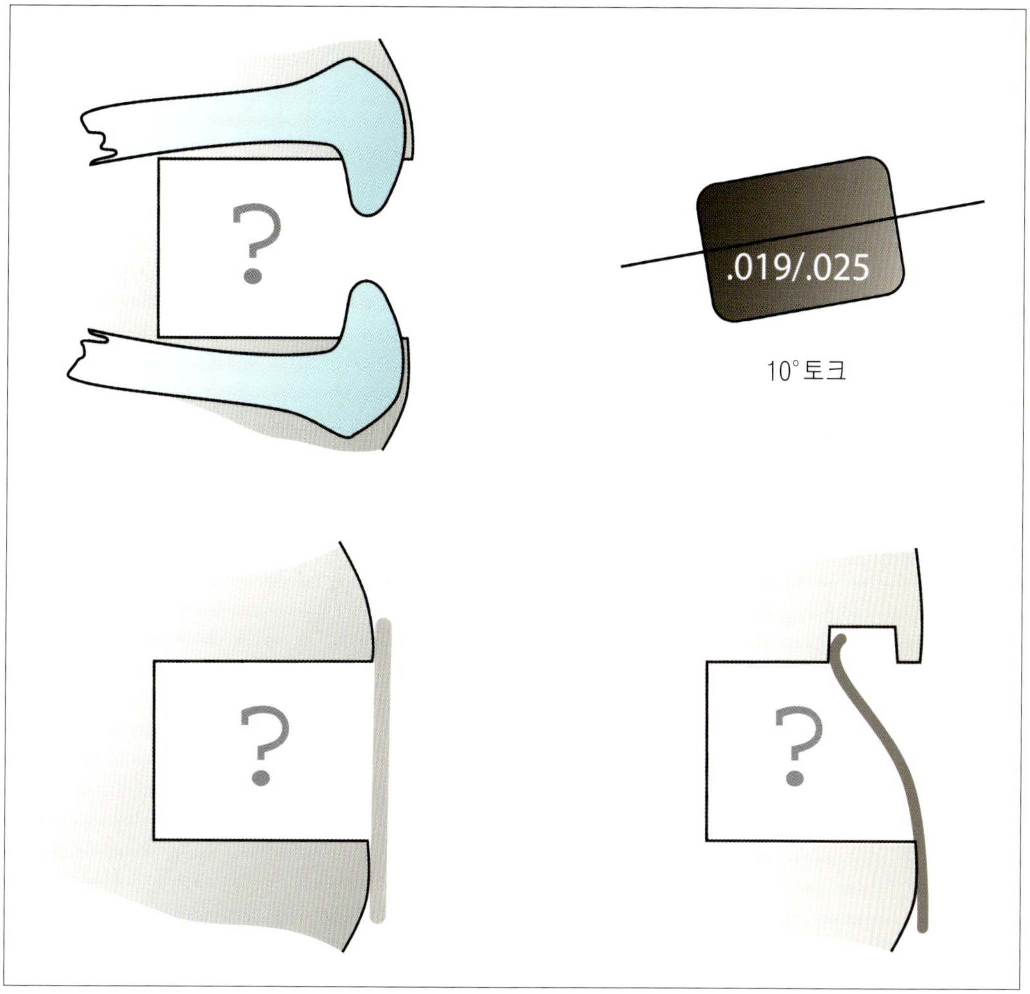

그림 5-10

.019/.025 작업 호선에 국소적으로 토크를 추가하는 것은 일반적인 교정 과정이다. 모든 자가결찰 폐쇄 방법이 이렇게 조절된 호선을 잘 기능하도록 해주지는 않으며 몇몇 디자인에서는 호선의 장착이 어렵거나 불가능할 수도 있다.

는가? 또 제거할 때는 어떠한가? 폐쇄 기전이 환자의 내원 사이에 파괴되거나 혹은 열려서 와이어가 빠져나가 치아 배열이 흐트러지고 토크를 상실할 것인가? 폐쇄 기전이 .019/.025 작업 호선을 완전하고 견고하게 슬롯 내에 붙잡고 있을 것인가? 작업 호선에 국소적인 토크를 추가적으로 부여하면 그것이 삽입이나 철거를 어렵게 만들고 환자를 불편하게 만들 것인가?

토크 조절

Andrews의 연구에 기초한 정확한 인-아웃 사양과 평행한 옆면을 지닌 정확한 .022 크기의 슬롯을 가진 전통적인 결찰 방식(tie-wing) preadjusted 브라켓을 추천한다. 과하게 큰(oversized) 슬롯을 가진 브라켓, 과도하게 두꺼운 기저부를 가진 브라켓, 신뢰할 수 없는 폐쇄 기전을 가진 자가결찰 브라켓 종류, .021/.025 와이어를 사용하기 불가능한 브라켓 같은 것은 추천되지 않는다.

'최대 두께'의 .021/.025호선을 이용한 토크 조절

021/.025호선은 종종 '최대 두께(full thickness)' 호선으로 불리는데 필요한 경우 이 호선을 사용할 수 있는 것이 매우 중요하다(그림 2-9, p.15). 최대 두께의 열 활성 니켈 티타늄(HANT) 호선은 비발치 증례의 후반 단계에서, 혹은 소구치 발치 증례에서 공간 폐쇄 완료 후 짧은 기간 동안에 사용하기 유용한데 이 호선으로 상실된 토크를 회복할 수 있기 때문이다. 슬롯의 크기가 .022에 매우 가깝다면 이러한 호선들은 내장된 토크 사양을 거의 완전히 구현할 수 있다(그림 5-1, 5-2 참조). 하악 절치 치근의 완전한 배열을 달성하기 위해서도 사용될 수 있다(그림 5-11~5-17).

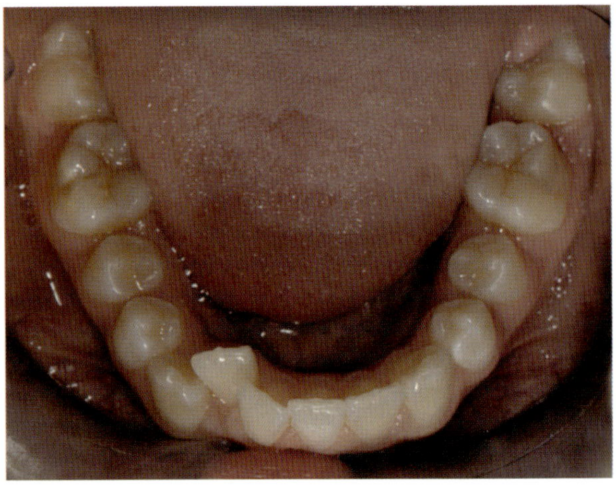

그림 5-11

최대 두께의 .021/.025호선은 슬롯 크기가 .022에 매우 근접한 브라켓을 사용하면 토크 처방을 거의 완전히 발현시킬 수 있다(그림 5-12, 5-2). 이 증례는 결찰 방식(tie-wing) 브라켓과 최대 두께 호선을 사용해 하악 전치에서 치관과 치근 배열을 효과적으로 시행하는 것을 보여 준다.

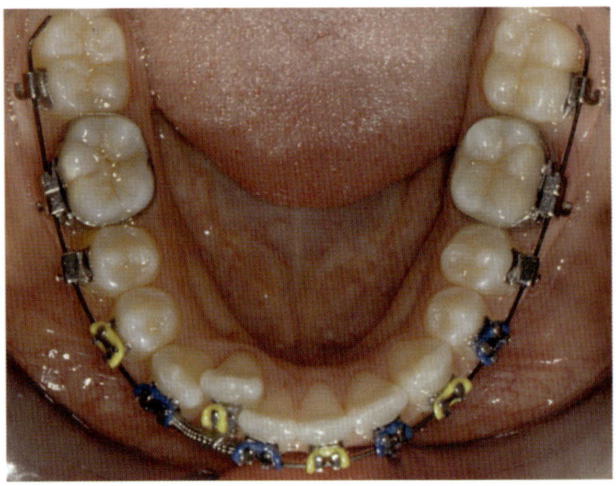

그림 5-12

.022 결찰 방식 (tie-wing) 브라켓을 사용하여 3개월 치료한 .018 원형 호선 단계의 하악 치열궁. 제2소구치에는 튜브를, 제2대구치에는 미니 튜브를 장착하였다. 환자가 편안하면서 동시에 악궁 길이(arch length) 증가를 허용할 수 있도록 호선 끝부분을 가열하여 살짝 구부렸다.

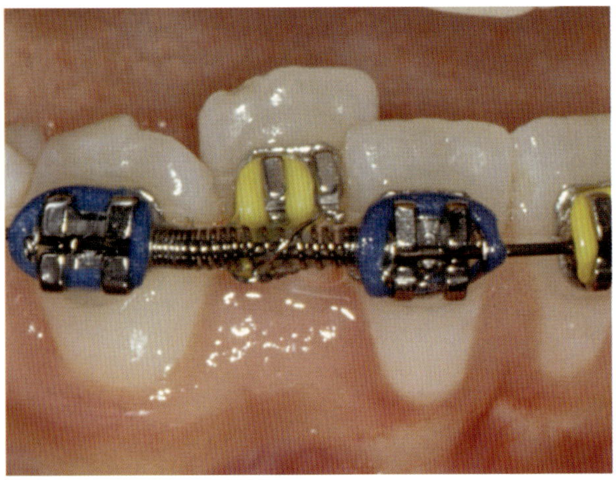

그림 5-13

그림 5-12와 같은 단계이다. 활성화된 코일 스프링이 42번 치아공간을 만들기 위해 사용되었다. 41, 43번 치아는 회전을 막기 위해서 와이어 결찰로 묶여 있으나 심미적인 측면의 환자 요구에 의해 탄성 모듈 또한 사용하였다. 42번 치아는 하나의 모듈로 호선에 느슨하게 묶여 있으나 공간이 만들어질 때까지 배열을 위한 시도는 하지 않았다.

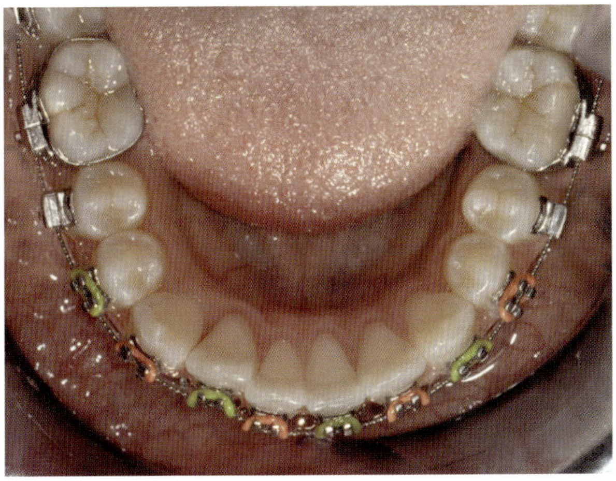

그림 5-14

7개월 후. 공간이 만들어지고 42번 치아를 .015 다가닥 호선을 사용해 배열하였다. 처음보다는 약간 낫지만 아직 치근이 설측으로 위치한 것에 주목하라. 공간이 만들어지기 전에 치관 배열을 시도하면 치근 위치가 악화될 수도 있다.

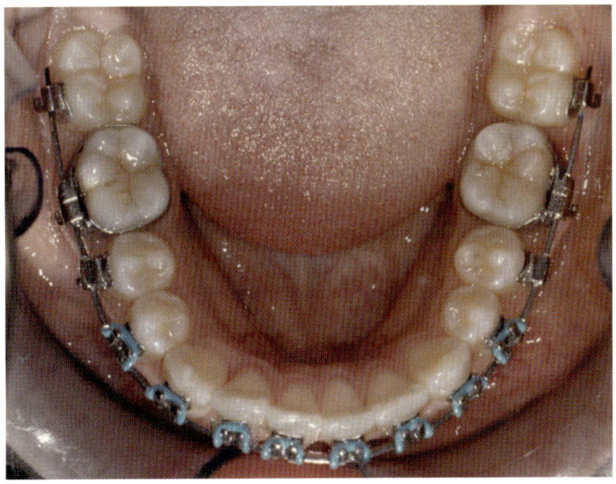

그림 5-15

치료 10개월째. 하악 전치 치근 배열을 바로잡기 위해 최대 두께의 .021/.025 열 활성 니켈 니타늄(HANT) 호선이 교정의사의 호선 조절 없이 장착되었다. 42번 치아는 탄성 모듈 위치 전에 와이어 결찰되었다. .021/.025 HANT 와이어는 브라켓의 토크 처방이 거의 모두 발현될 수 있도록 할 것이다(그림 5-1, 5-2).

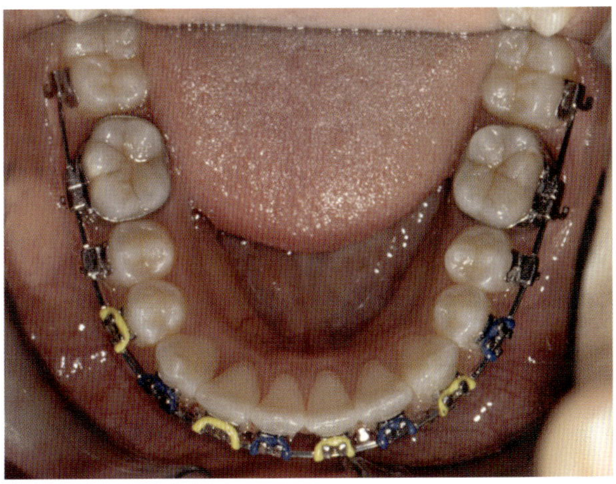

그림 5-16

치료 종료에 가까워지면서 42번 치아에 최대 폭경(full-width) 브라켓이 부착되었다. 이 치아의 치근 위치는 32번 치아와 비슷하다. 별다른 와이어 구부림 없이도 토크가 모두 수정되었으며 하악 치열궁은 거의 이상적인 배열을 보인다. 필요하다면 정착(settling) 및 미세 조정이 가능한 시점이 되었다.

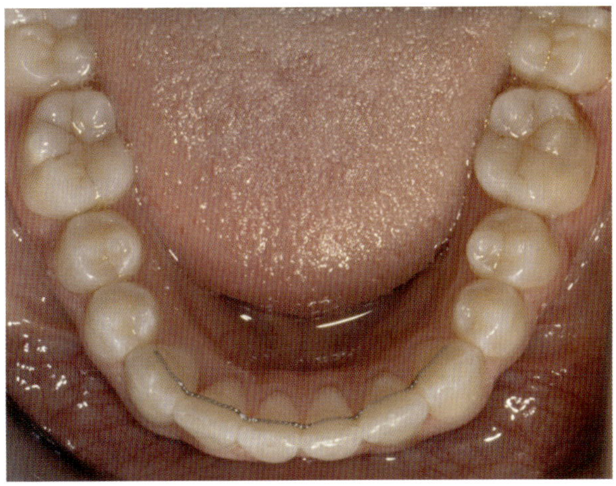

그림 5-17

장치를 제거하고 하악에 접착식 유지 장치를 부착한 후의 증례 사진. 치료 기간은 16개월이다. 정확한 처방을 가진 최대 폭경의 .022 브라켓과 최대 두께의 HANT 호선의 조합은 환자와 교정의사 모두에게 쉬운 치료 역학을 제공한다. 이러한 상황에서 조절 능력이 부족한 브라켓(p.55)이나 최대 폭경 호선을 사용할 수 없는 브라켓을 가지고 효과적으로 치료하기는 어려울 것이다.

참고문헌

1. McLaughlin R P, Bennett J C, Trevisi H J 2001 Systemized Orthodontic Treatment Mechanics Mosby, Edinburgh ISBN 072343171X Page 17

2. Cash A C, Good S A, Curtis R V, McDonald F. 2004 An evaluation of slot size in orthodontic brackets – are standards as expected? Angle Orthod. 74: 450-453

6

CHAPTER

잘못된 오해들

잘못된 오해들

"내가 단어를 사용할 때는" Humpty Dumpty가 다소 경멸하는 톤으로 말하길,
"내가 선택한 의미만을 의미하는 것이지 그 이상도 이하도 아니야".

Lewis Carroll, Through the Looking Glass.

교정학에서 '평탄화와 배열(leveling and alignment)', '조절된 공간 폐쇄', '좋은 교정 결과'와 같이 흔하게 사용하는 용어가 명확하게 정의되거나 이해되지 못하는 경우가 있다. 결과적으로 서로 다른 교정의사에게 이러한 용어는 서로 다른 것을 의미하였고, 제대로 정의되지 않은 용어들로 인해 (새로 개발된) 브라켓의 성능이 뛰어나다는 것에 전혀 의심이 가지 않는다는 주장을 흔하게 들을 수 있게 되었다. 그리고 이로 말미암아 자가결찰 브라켓의 효용성에 대하여 열광하는 사람들이 생겨나기에 이르렀다.

'완전조절성(full-control)' 대 '불완전조절성(loose-control)' 브라켓

P.10에서 교정용 브라켓에 필요한 요소에 대한 논의가 있었고, 목표로 하는 치료의 질에 따라 결정된다고 언급한 바 있다.

가장 중요한 목표는 꼼꼼한 마무리로 최고 수준의 치료 결과를 달성하고 올바른 교정학적인 원칙을 따르는 것이다. 이를 위해 교정의사는 치아를 조절해야 하고 이것이 교정용 브라켓의 주된 기능이다. 앞서 살펴본 바와 같이 모든 브라켓의 기능은 분명히 동일하지 않다. 치아를 조절할 수 있는 능력에 따라서 브라켓을 두 종류로 정의하는 것이 좋을 것이다.

완전조절성(full-control) 브라켓: 정확한 사양(specification)대로 제작된 적절한 폭경과 .022에 근접한 슬롯 크기를 가진 결찰 방식(tie-wing) 트윈 preadjusted 금속 브라켓(그림 6-1)

불완전조절성(loose-control) 브라켓: 불충분한 경사(tip), 회전, 토크 조절 능력을 가진 브라켓. 과하게 큰 슬롯 혹은 부정확하게 만들어진 전통적 결찰 방식(tie-wing) 브라켓이나 불충분한 폭경을 가진 싱글 윙 브라켓, 또는 효과적이지 않은 폐쇄 기전(closure mechanism)을 가진 브라켓 등을 말한다(그림 6-2).

분명히 불완전조절성 브라켓은 완전조절성 브라켓과 동일한 방식으로 치아를 완벽히 올바른 위치로 이동시킬

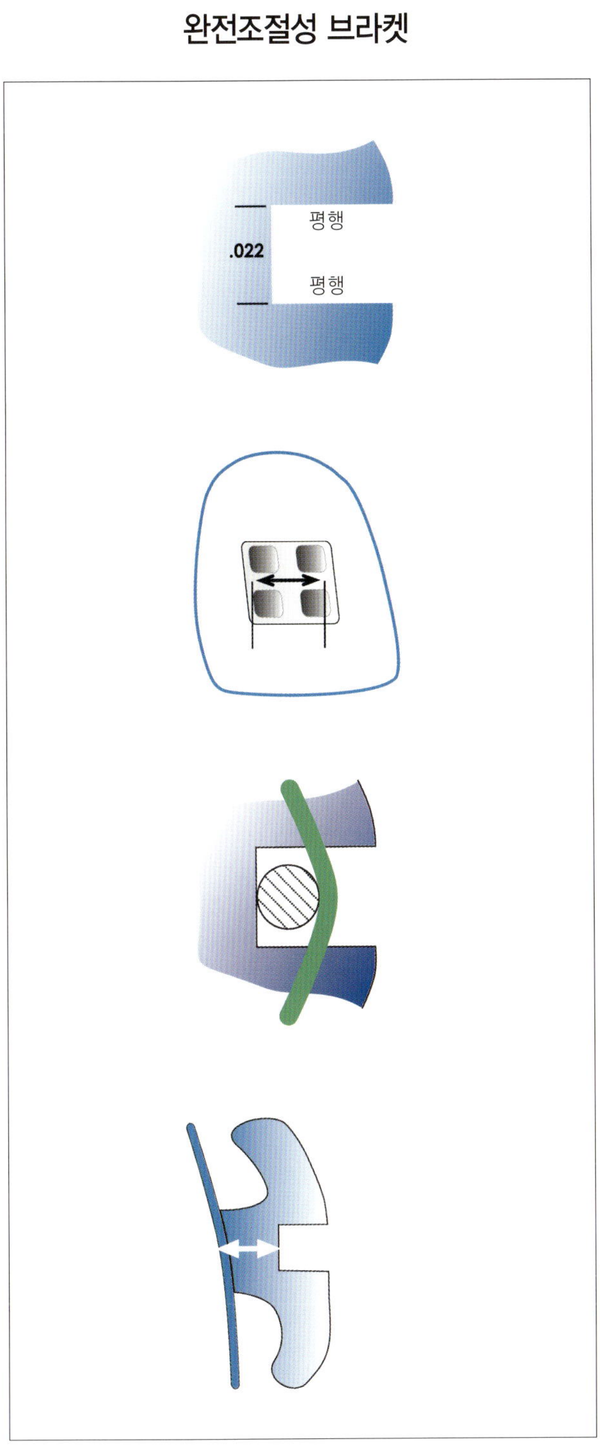

그림 6-1

완전조절성(full-control) 브라켓은 정확하게 제조된 슬롯 및 적절한 폭경, 안전한 폐쇄 기전(closure mechanism), 치면에 근접한 견치 슬롯 기저부를 갖는다.

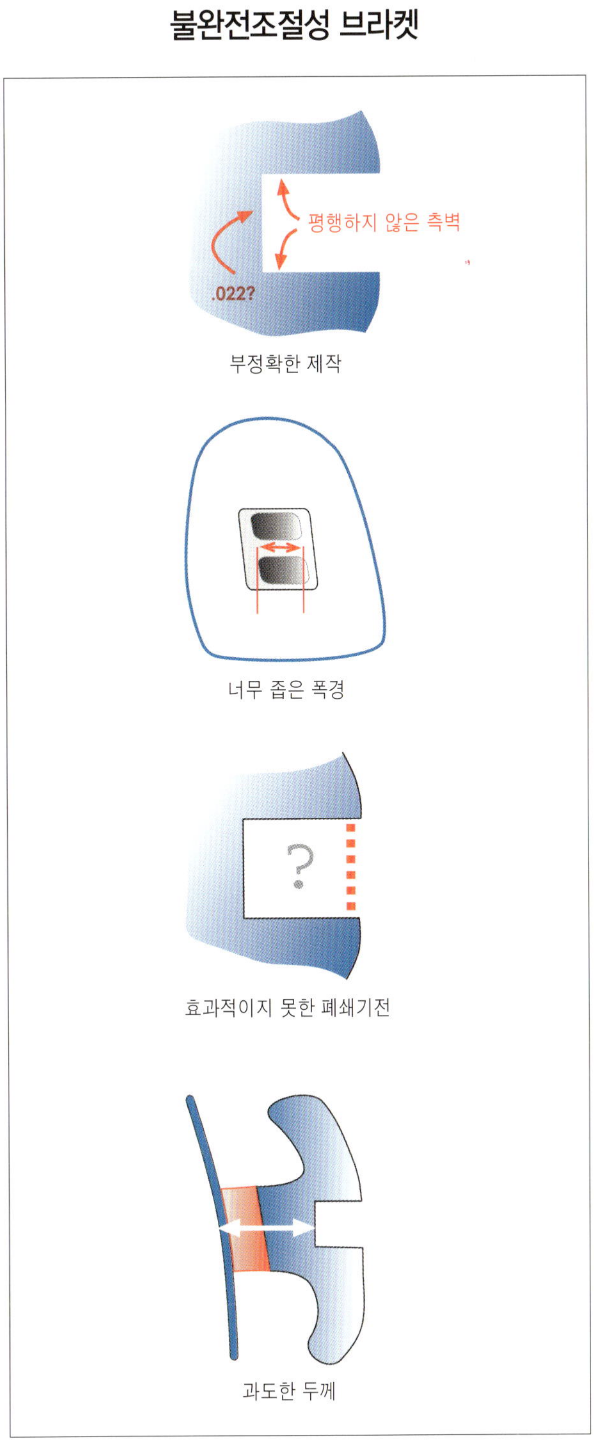

그림 6-2

불완전조절성(loose-control) 브라켓은 완전조절성 브라켓처럼 치아를 완전히 올바른 위치로 이동시킬 것이라고 기대되어서는 안 된다.

것이라고는 기대할 수 없다(그림 6-1, 6-2). 그들은 동일한 기능을 제공하지 않을 것이며 쉬운 비발치 증례에는 적절한 기능을 보여줄 수도 있으나 심한 부정교합의 증례에는 부적절할 것이다.

앞에서 언급한 대로 브라켓 설계는 다양한 독창적인 특징을 포함할 수 있지만, 치료 과정에서 치관과 치근을 효율적으로 조절할 수 없다면 쉬운 증례에선 충분히 기능할지 몰라도 어려운 부정교합의 치료에는 적합하지 않고 이상적인 마무리치료를 할 수 없을 것이다. 정확하게 제조되지 않았거나 혹은 너무 좁거나 너무 두껍다면 브라켓은 적절한 치아 조절을 할 수 없으며 어려운 부정교합의 치료에는 적합하지 않다. 최고의 임상가라 할지라도 좋지 않은 브라켓을 사용한다면 고생을 면하지 못할 것이다. 따라서 목표는 적절한 교정치료를 위해 최고의 '완전조절성' 브라켓을 선택하는 것이 되어야 한다.

완전조절성 브라켓

교정의사가 불완전조절성 브라켓 대신에 완전조절성 브라켓을 선택할 때는 다음과 같은 장점이 있다.

평탄화와 배열(leveling and aligning): 평탄화 및 배열을 하는 동안 치아들이 더 좋은 위치로 더 잘 이동할 것이다.

공간 폐쇄: 공간 폐쇄 기간 동안 더 잘 조절되고 원하지 않는 치아 이동을 줄일 수 있다.

마무리: 부정교합이 더 완전하게 바로잡히기 때문에 마무리 과정에서 호선 조절이 적어진다.

평탄화와 배열

불완전조절성 브라켓을 사용하는 교정의사들은 더 빠른 평탄화와 배열을 이룰 수 있다고 믿고 있지만, 불완전조절성 브라켓으로는 완전조절성 브라켓으로 얻을 수 있는 수준의 평탄화 및 배열을 달성할 수 없기 때문에 이것은 오해이다. 불완전조절성 브라켓은 회전과 경사 조절을 완벽히 하지 못하고 치아의 치근을 멀리 이동시키지 못한다(그림 6-3). 완전조절성 브라켓을 사용할 때는 치아가 더 많이 이동되며 시간이 좀 더 걸릴 수는 있다(그림 6-4).

만약 거의 모든 증례를 악궁 확장을 이용한 비발치로 치료하려 한다면 역시 잘못된 생각이라고 할 수 있다. 고정원 조절이나 안모에 대한 고려 없이 치아의 치관을 표면적으로 배열하는 것은 쉬워서 평탄화와 배열을 빠르게 할 수 있다는 인상을 가지게 한다.

비발치치료를 불완전조절성 브라켓을 사용해 시행하면 많은 증례가 초기에 빠르게 개선되어 매력적으로 보이지만 불행히도 이것으로 훌륭한 교정치료가 되지는 않는다. 환자나 부주의한 교정의사는 훌륭히 치료가 진행된다고 생각할 수 있으나 실제로는 치료 기간이 길어지거나 좋지 않은 치료 결과를 보일 수 있다. 더 나쁜 점은 치아가 연조직과 골의 지지가 없는 불안정한 위치로 확장될 수도 있고(p.82) 안모가 나빠질 수도 있다. 기존의 (그리고 일반적으로 알고 있는) 평탄화 및 배열의 정의(적절한 형태로 제작된 .019/.025 크기의 강철 각형 호선이 정확한 위치에 부착된 (완전조절성) preadjusted .022 브라켓 시스템에 쉽게 삽입될 수 있도록 하는 치아 이동)[1]는 완전조절성 브라켓을 사용해야 확실하게 달성된다.

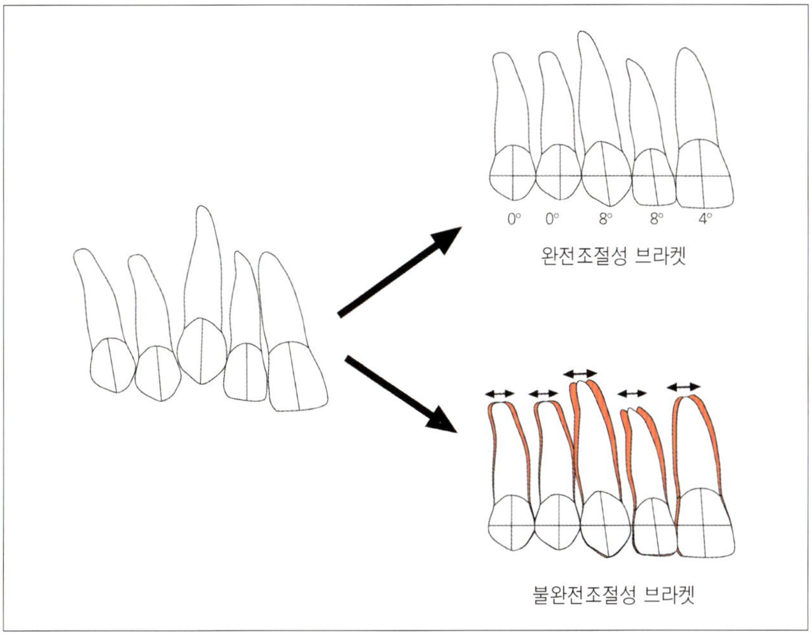

그림 6-3

완전조절성 브라켓으로는 보통 .019/.025호선 단계에서 경사와 회전을 완전히 수정할 수 있다. 불완전조절성 브라켓으로는 같은 단계에서 치아에 이동의 자유(freedom of movement)를 허용하기 때문에 같은 수준의 조절을 할 수 없다.

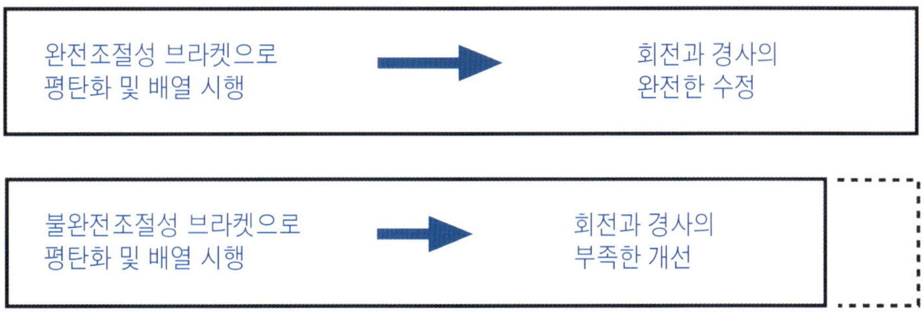

그림 6-4

'평탄화 및 배열'은 불완전조절성 브라켓에서 좀 더 빨리 이루어지는 것처럼 보일 수 있으나 완전조절성 브라켓처럼 완전히 올바른 위치까지 치아가 이동하는 것을 기대하기는 어렵다. 완전조절성 브라켓을 사용하면 치아는 더 많이 이동하며 시간이 좀 더 걸릴 수는 있다

공간 폐쇄 동안의 치아 조절

불완전조절성 브라켓은 몇몇 경우에서 더 빠른 공간 폐쇄를 달성하는 것처럼 보이지만, 이것은 조절된(controlled) 공간 폐쇄가 아니며(그림 6-5) 회전이나(그림 6-6) 토크의 상실(그림 6-7)과 같은 원하지 않는 변화가 있을 수 있다.

조절된(controlled) 공간 폐쇄(그림 6-8)의 요구 조건은 이미 기술된 바 있으며[2] 다음과 같다.

- .019/.025 강철 작업 호선
- 힘을 받지 않은 원래 상태보다 2배 길이로 신장된 하나

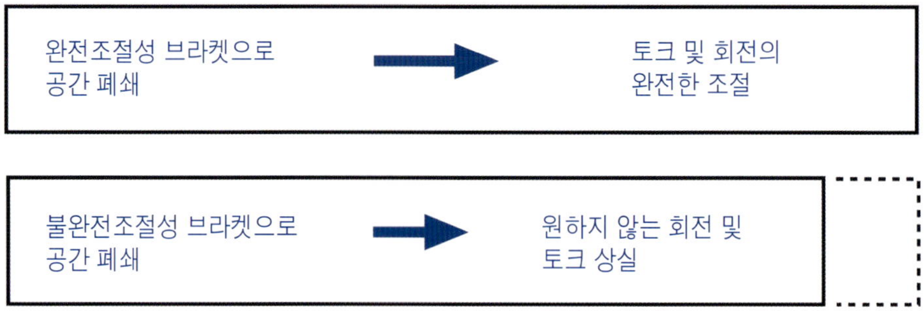

그림 6-5

불완전조절성 브라켓이 사용되면 '공간 폐쇄'가 빨라 보일 수 있으나 원하지 않는 회전과 토크 조절의 상실이 있을 수 있다.

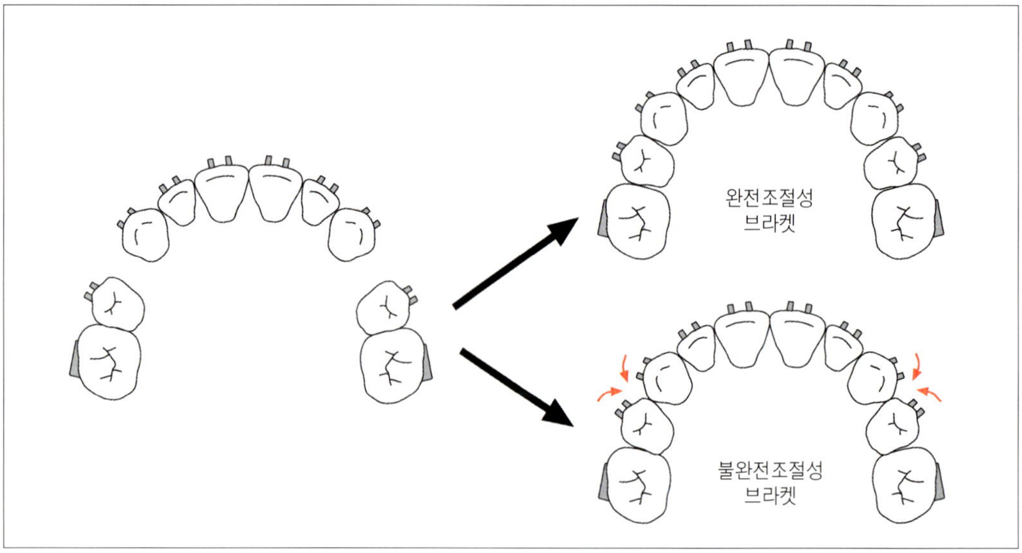

그림 6-6

불완전조절성 브라켓을 사용하여 공간을 폐쇄하면 원하지 않는 회전이 일어날 수 있다.

의 탄성 모듈에서 전달되는 정확한 힘의 수준

- 완전조절성의 전통적인 트윈 에지와이즈 브라켓

이와 같은 제대로 된 조합은 소구치 발치공간을 1달에 약 1.0~1.5mm씩 조절된 방법으로 폐쇄시킨다(그림 6-9). 하지만 구성 요소가 달라지면 공간 폐쇄 시스템의 균형이 무너질 것이다. 너무 큰 힘이 사용될 때,[3] 작업 호선이 너무 작을 때(예를 들어, .018/.025), 혹은 완전조절성 브라켓 대신 불완전조절성 브라켓이 사용될 때 잘 알려진 여러 가지 문제가 발생한다.

불완전조절성 브라켓을 이용하면 조절이 덜 되기 때문에 공간 폐쇄가 빨리 일어나는 것처럼 보일 수 있다. 불완전조절성 브라켓과 연관된 원하지 않는 변화는 발치공간으로의 치아의 경사나 회전, 전치부와 구치부 모두에서의 토크 상실 등이다.

1달에 1.5mm보다 빠른 비조절성 공간 폐쇄를 얻으려 해서는 안 된다. 활주 역학의 속도를 결정하는 것은 세포

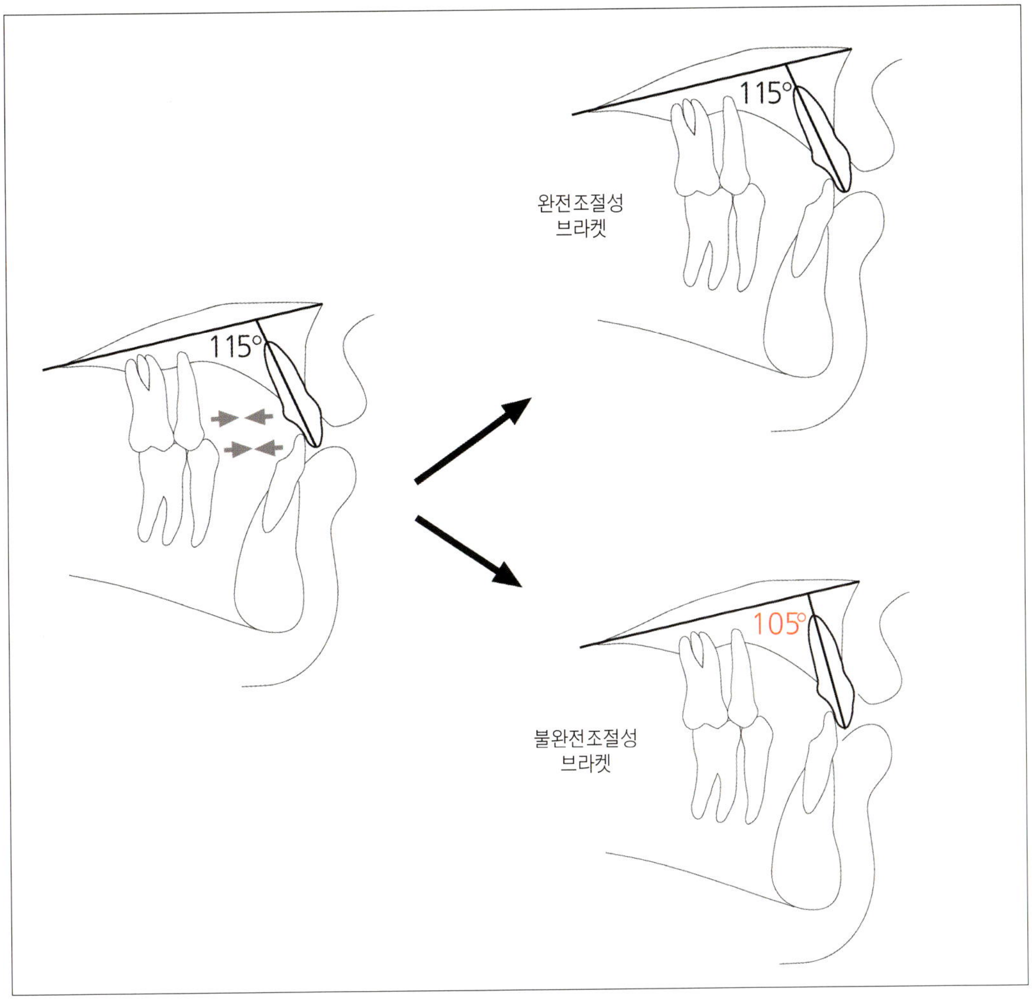

그림 6-7

불완전조절성 브라켓을 이용하여 발치공간을 폐쇄할 때 절치의 토크 상실이 일어날 수 있다. 위 그림에서 불완전조절성 브라켓을 이용한 공간 폐쇄 동안에 상악 중절치에서 10° 후방 경사가 발생하였다. 반면에 완전조절성 브라켓에서는 이상적인 토크를 유지하였다.

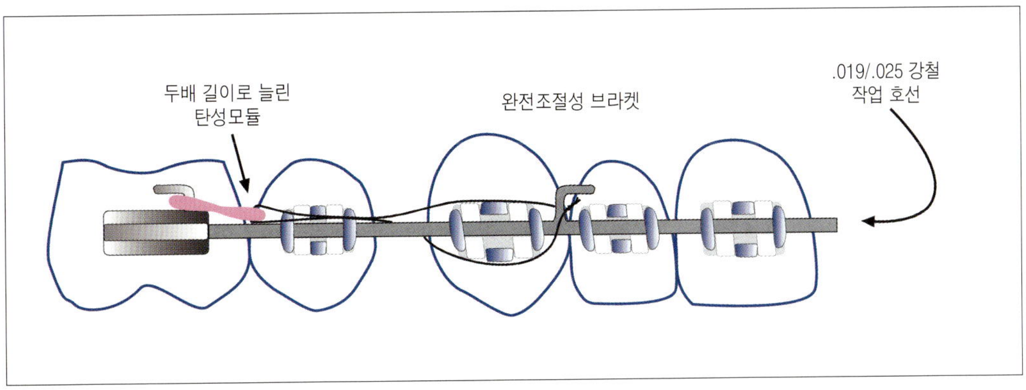

그림 6-8

조절된 공간 폐쇄의 요구 조건들은 앞에서 설명하였다. 이 방법으로 1달에 1.0~1.5mm의 조절된 소구치 공간 폐쇄가 가능하다.

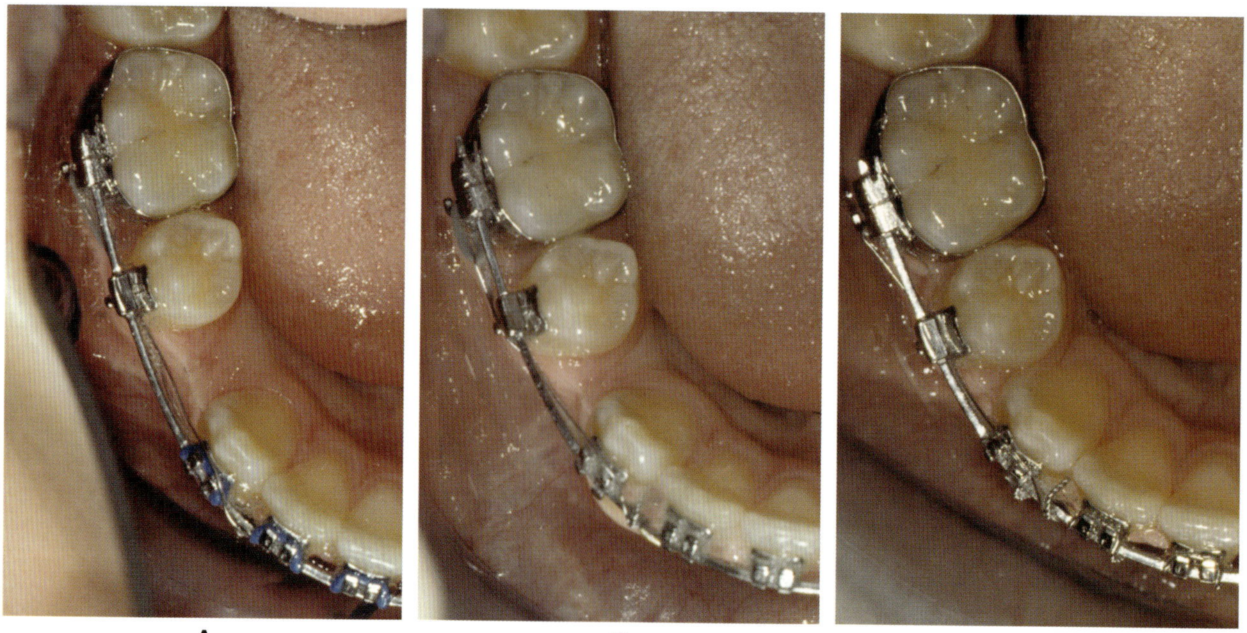
A B C

그림 6-9

A~C, .019/.025 강철 작업 호선, 적절한 수준의 힘, 완전조절성 브라켓을 사용할 때 조절된 공간 폐쇄를 항상 얻을 수 있다.[2] 활주 역학의 속도를 제한하는 것은 세포생물학적 요소이다.

생물학적 요소이므로 공간 폐쇄의 속도는 서로 다른 브라켓 종류에 따라 달라지지 않기 때문이다.

이는 자가결찰 브라켓과 철사 결찰을 이용한 전통적인 트윈 브라켓에서의 활주 역학을 비교한 전향적 연구[4]의 결과에도 잘 나타나 있다. 자가결찰 브라켓(1달에 1.1mm) 및 전통적인 트윈 브라켓(1달에 1.2mm)에서 평균 치아 이동 속도에 유의한 차이가 없었다. 올바른 치료 역학을 사용한다면 전통적인 결찰 방식(tie-wing) preadujusted 브라켓이 공간 폐쇄가 이루어지는 동안 완벽하게 잘 기능한다.[2] 치료가 지체되는 경우는 드물며 대개 부적절한 평탄화, 과도한 힘, 결찰용 철사에 의한 방해, 대합치로부터의 간섭, 발치 공간에서의 연조직 저항과 같은 부적절한 역학을 사용할 때 지체된다.[3]

좋은 교정치료 결과

'좋은 교정치료 결과'의 개념에 대한 교정의사 간 의견의 차이가 오해를 부채질한다. 교정의사 'A'가 적절하게 종료되었다고 여기는 증례를 교정의사 'B'는 회전이 완전히 수정되지 않았고, 접촉점이 올바르지 않으며, 절치가 적절한 토크를 가지지 않았다고 생각할 수 있다. 교정의사 'A'가 교정 장치를 제거해야 할 때라고 여겼을 때 교정의사 'B'는 'American board of Orthodontists'의 기준에 맞추어 적절히 종료하기 위해 앞으로 6개월 더 치료해야 한다고 생각한다.

정의에 따르면 불완전조절성 브라켓은 마무리 기간 동안의 토크와 회전 조절에 취약함을 보일 가능성이 높으며, 불완전조절성 브라켓으로 치료된 몇몇 발표된 증례[5,6]

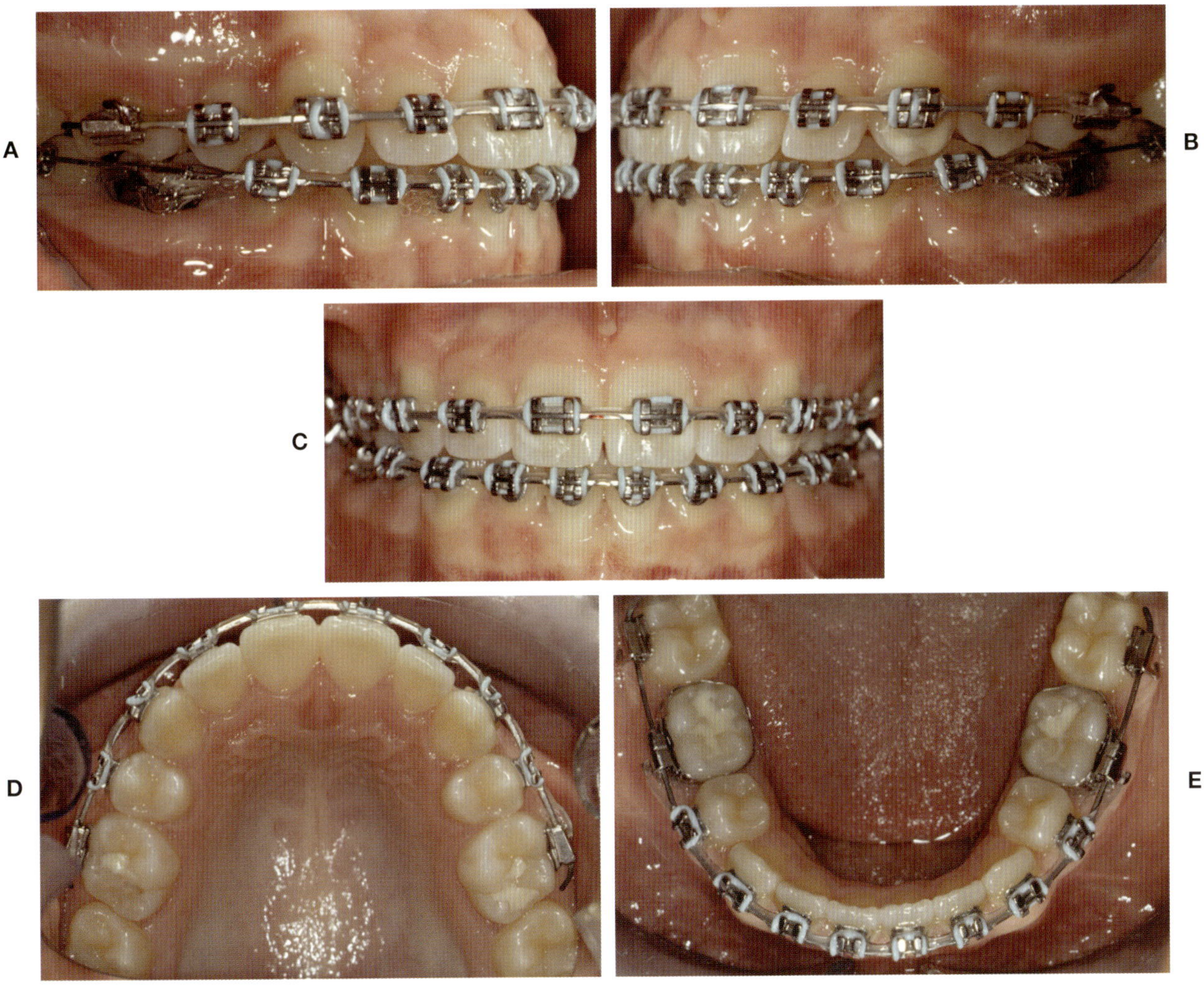

그림 6-10

A~E, 일반적인 소구치 발치 증례로 치료 종료 3주 전 촬영한 사진이다. 상하악에 .019/.025 열 활성 니켈 티타늄(HANT) 호선을 삽입하여 최종적인 정착(settling)을 진행하고 있다. 최대 폭경과 중간 크기를 가진 금속 브라켓을 부정교합치료에 적절하도록 섞어서 사용하였다. 아주 약한 탄성 체인을 장치 제거 전 공간이 다시 열리는 것을 예방하기 위해서 사용하였다. 회전과 토크 모두의 교정이 필요한 증례에서 완전조절성 브라켓을 사용하여 호선 조절 없이도 효과적인 마무리가 이루어졌다.

에서 이러한 문제를 확인할 수 있었다. 보통 완전조절성 브라켓을 사용했을 때 높은 수준의 마무리치료를 하기 쉬워진다(그림 6-10, 6-11). 불완전조절성 브라켓으로는 하악 전치의 회전과 같은 치료 전 있었던 부정교합의 일부가 완전히 고쳐지지 않을 수 있고, 전후방 골격 편차를 가진 증례에서 부적절한 전치부 토크 조절도 보일 수 있다. 다양한 변수를 제거할 수 있는 대규모의 전향적 연구가 아직까지 없기 때문에 이 문제에 대해 분명한 결론을 내리기는 어렵다.

이런 종류의 연구는 하기가 어렵다. 명확한 evidence가 제시될 때까지는 p.54, 55에 설명된 완전조절성 브라켓을 사용하여 호선 조절을 적게 하면서도 더 나은 결과를

A B C D E

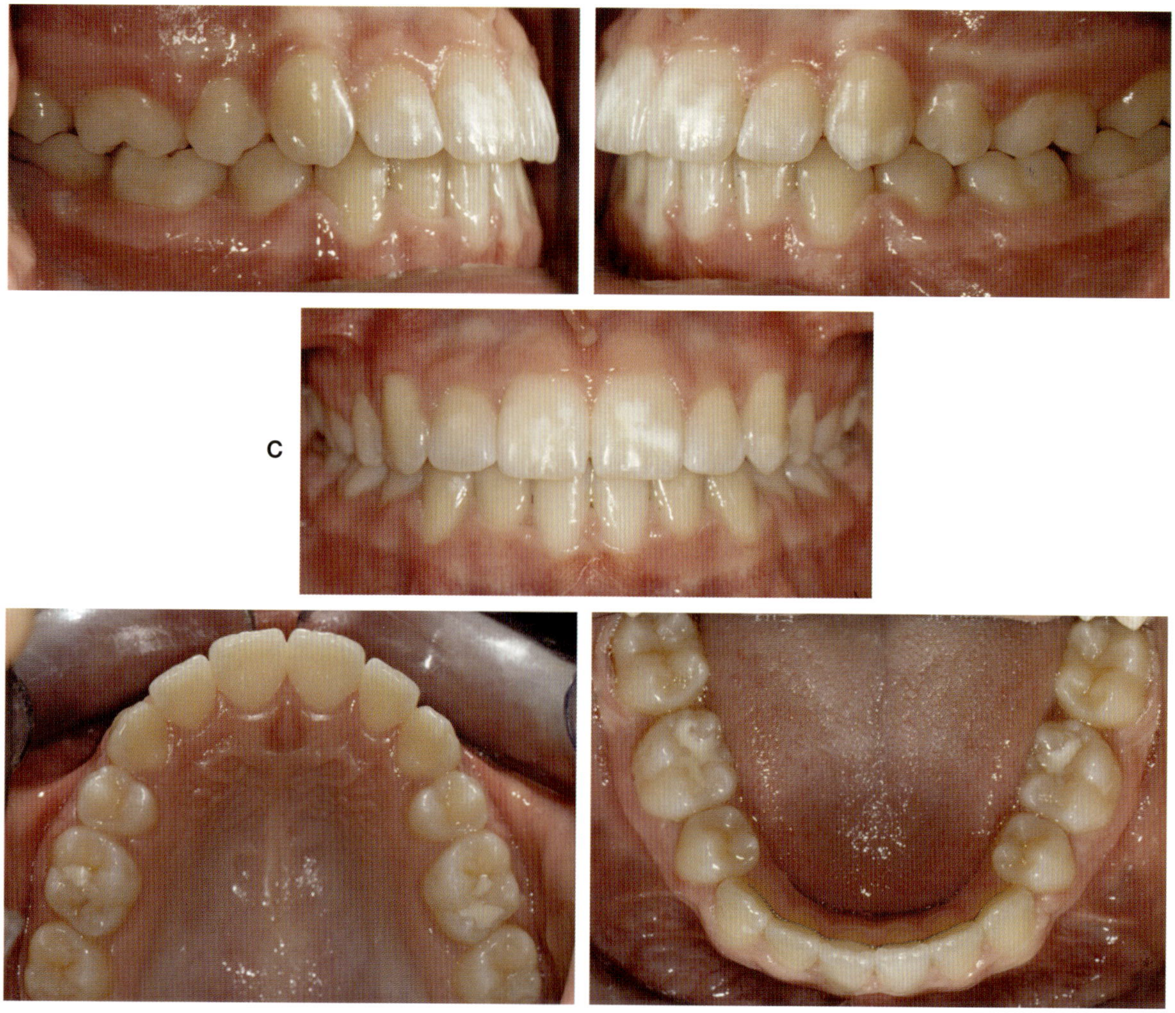

그림 6-11

장치 제거 후 정착(settling) 전의 증례 모습. 커다란 상악 절치들이 훌륭한 협측교합을 만들어 준다. 하악에는 접착식 유지 장치를 부착하고 환자에게 밤 동안에 가철식 투명 유지 장치(vacuum-formed retainer)를 착용하도록 하였다.

기대하는 것이 좋을 것이다. 불완전조절성 브라켓이 완전조절성 브라켓처럼 치아를 완전히 올바른 위치로 이동시키고 그 위치에 유지시켜 줄 것이라고는 볼 수 없다.

내원 시 조절을 위해 필요한 시간

몇몇 방식의 자가결찰 브라켓을 사용했을 때 호선의 제거와 교체가 더 빠름을 뒷받침하는 연구들[7]이 있으며 대개 매회 내원 시 평균 2~3분 정도이다. 하지만 현재까지 발표된 연구들이 편견을 배재한 것인지는 명확하지 않다.

어쨌든 환자가 이런저런 과정에서 몇 분을 절약하는 데 흥미가 있는지는 의심스러운데, 보통 매 번 내원했을 때 "얼마나 빨리 진료를 끝내 줄 수 있나요?"라고는 묻지 않기 때문이다. 대신에 환자들은 편안하고 전문적인 환경을 제공할 수 있는 병원에서 서두르지 않고 주의를 기하는 치료를 반긴다(그림 6-12). 어린 환자와 대화하면서

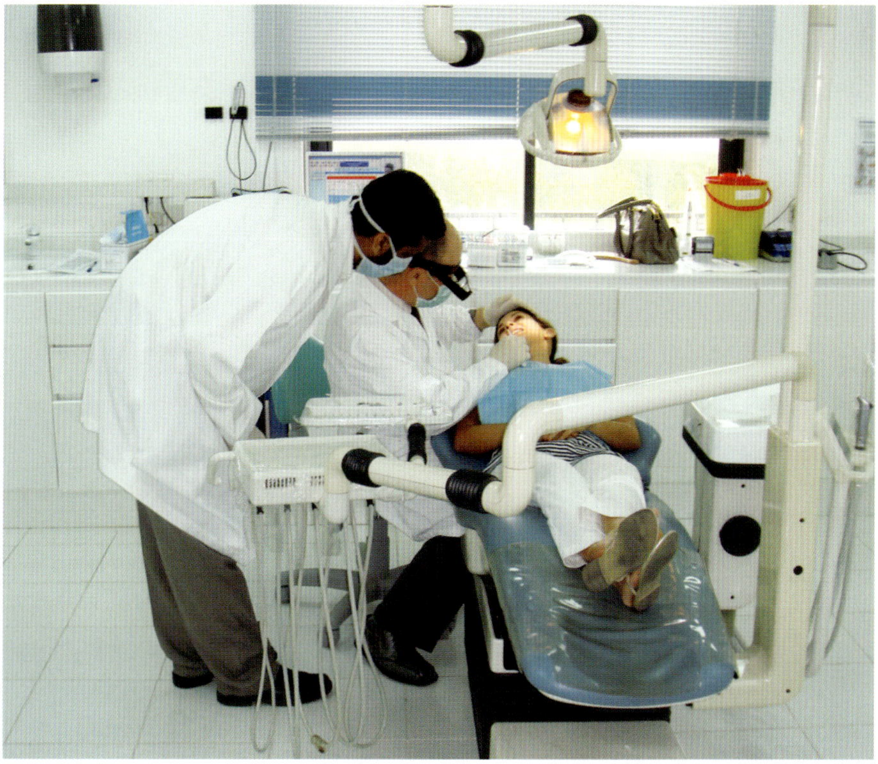

그림 6-12

환자들은 편안하고 전문적인 환경을 제공할 수 있는 병원에서 서두르지 않고 주의를 기울이는 진료를 받기 원한다. 어린 환자와 대화하면서 모듈의 색을 고르고 위치시키는 데 소모하는 2분 내지 3분의 시간은 의미 있는 시간이며 교정의사의 기쁨 중 하나이다.

모듈의 색을 고르고 위치시키는 데 사용하는 2분 내지 3분의 시간은 의미 있는 시간이며 교정치료의 기쁨 중 하나이다.

자가결찰 브라켓은 호선의 삽입이 빠르고 쉽지만 호선의 제거는 더 어려울 수도 있다. 또한 어떤 종류의 자가결찰 브라켓은 호선의 제거와 장착을 위해 특별한 값비싼 기구를 사용해야 해서 불편하고, 브라켓 폐쇄 기전이 가진 문제 혹은 과도한 힘을 사용하게 됨으로 인해 장치가 탈락하거나 환자가 불편을 겪게 될 수 있다.

평균 치료 기간

자가결찰 브라켓을 이용해 더 빠르게 치료했다는 주장이 있으나, 이러한 주장을 입증하거나 부정할 수 있는 대규모의 연구가 아직 없다. 제약산업처럼 자가결찰 브라켓을 판매하면서 이익을 얻는 회사들이 적절한 연구에 투자하도록 요구해야 한다. 편향되지 않은 연구가 다수 발표될 때까지 치료 기간에 관한 evidence가 없는 주장은 귀담아 들을 필요가 없다.

쉬운 증례들을 자가결찰 브라켓으로 빠르게 개선할 수도 있지만, 이상적인 결과를 얻기 위해 필요한 정확한 치아 조절 능력이 떨어지기 때문에 마무리치료 과정이 더 오래 걸리고 더 어려울 것이라고 예상할 수 있다. 잘 설계된 전향적 연구는 자가결찰 브라켓의 평균 치료 기간이 더 많은 파절이나 마무리가 어려운 증례들 때문에 실제로는 더 길다는 것을 보여 줄 수 있었다.

2009 Miles는 리뷰 논문[8]에서 "치료 기간에 대한 현재까지의 전향적 연구들은 자가결찰 브라켓과 전통적인 브라켓 사이에 임상적으로 유의한 차이가 없음을 보여 준다"고 언급했다.

좋은 교정치료 결과를 얻으려면 평균적으로 18~24개월이 소요된다는 것이 주된 견해이며 환자도 이 정도를 예상한다. 몇몇의 쉬운 증례에서는 15개월 이내에 끝나기도 하며 어려운 증례는 24개월 이상 걸릴 수도 있다.

부모들은 일반적으로 "얼마나 빨리 내 아이를 치료할 수 있습니까?"라고 묻지 않는다. 대신 "내 아이를 얼마나 잘 치료할 수 있고 어떤 이점이 있습니까?"라고 묻는다. 많은 교정의사는 치료 기간을 추가로 연장하거나 혹은 반대로 예정된 치료 종료 시기를 맞추기 위해 허둥지둥 치료를 마쳐서 적절한 마무리와 정착(settle)을 하지 못하거나 하는 일이 없이, 잘 짜인 계획대로 진행해야 좋은 치료를 할 수 있다고 믿는다(그림 6-13).

> "치료 기간에 관한 지금까지의 전향적 연구들은 자가결찰 브라켓과 전통적인 브라켓 사이에 임상적으로 유의한 차이가 없음을 보여 준다."

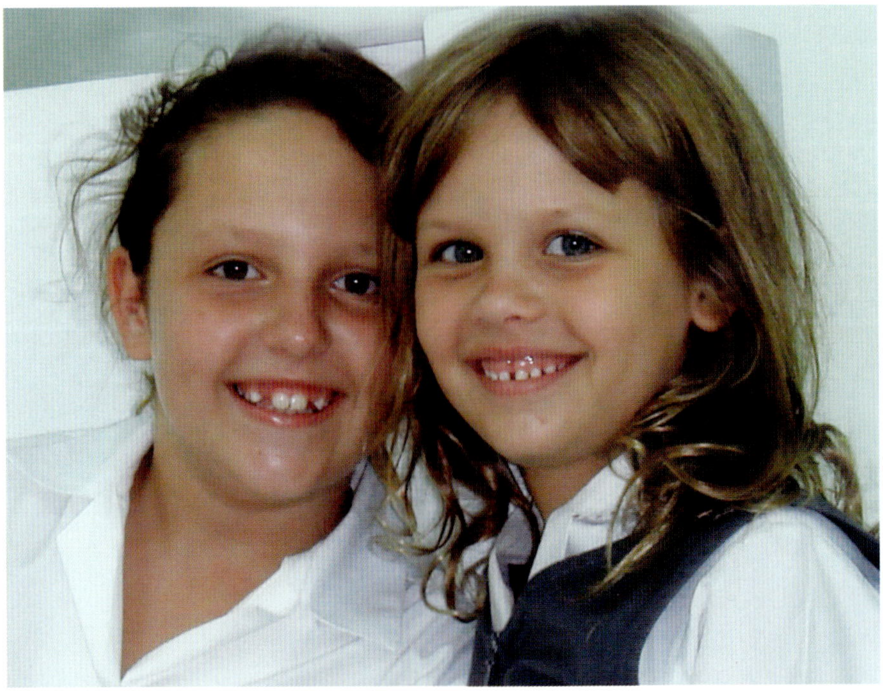

그림 6-13

부모는 자녀의 치료를 교정의사에게 믿고 맡긴다. 부모들은 일반적으로 "당신은 얼마나 빨리 내 아이를 치료할 수 있습니까?"라고 묻지 않고 "내 아이를 얼마나 잘 치료할 수 있고 어떤 이점이 있습니까?"라고 묻는다.

참고문헌

1. McLaughlin R P, Bennett J C, Trevisi H J 2001 Systemized Orthodontic Treatment Mechanics Mosby, Edinburgh ISBN 072343171X Page 94
2. Same as reference (1) Page 254
3. Same as reference (1) Page 259
4. Miles P G 2007 Self-ligating vs conventional twin brackets during en-masse space closure with sliding mechanics. American Journal of Orthodontics and Dentofacial Orthopedics 132:223-225
5. Bagden A, Chimenti C, Christensen L R, Cordasco G, Farronato G, Festa F, Fortini A, Garino G B, Suarez-Quintanilla D, Valant J R 2006 The phenomenon of low friction techniques: state of the art. Ariedue SIDO Italian Society of Orthodontics ISBN 88-901598-0-4
6. Loh K W 2007 Rapid tooth movement with a low-force, low-friction bracket system. J. Clin. Orthod. 41:451-457
7. Turnbull N R, Birnie D J. 2007 Treatment efficiency of conventional vs self-ligating brackets: effects of archwire size and material. American Journal of Orthodontics and Dentofacial Orthopedics 131:395-9.
8. Miles P G 2009 Self-ligating brackets in orthodontics: do they deliver what they claim? Australian Dent. J. 54: 9

7

CHAPTER

브라켓 크기 및 기타 고려사항

브라켓 크기 및 기타 고려사항

"작은 것이 아름답다."

E. F. Schumacher, 경제학자.

교정용 브라켓은 너무 크면 안 된다. 적절한 조절을 할 수 있는 작은 브라켓은 동일한 기능을 가진 큰 브라켓보다 낫다. 작고 복잡하지 않은 브라켓일수록 구강 내에서 이물감이 적고, 교합간섭이 없으며, 따라서 장치 탈락의 위험도 줄어들 것이다. 작은 브라켓은 보기에 더 좋으며, 하악 절치 부위와 같은 심하게 회전된 치아에 접착하기 더 쉽다(그림 7-10). 그러므로 브라켓을 선택할 때 크기는 중요하며 과도하게 크거나 복잡한 형태는 피해야 한다(그림 7-1A, B, C).

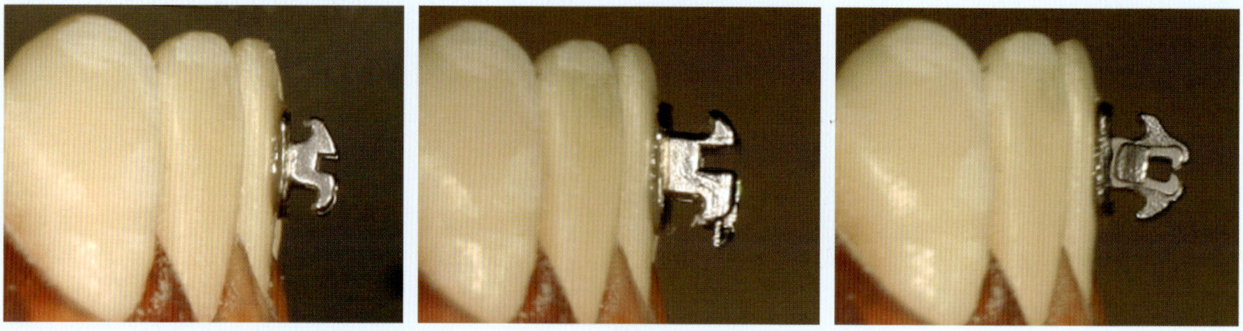

A B C

그림 7-1

A, B, C, 적절한 조절을 할 수 있는 작은 브라켓이 복잡하고 큰 브라켓보다 더 낫다. 결과적으로 브라켓 선택에서 크기는 중요하며 과도하게 크거나 복잡한 형태는 피해야 한다

브라켓 크기와 복잡성

일반적으로 자가결찰 금속 브라켓은 폐쇄 기전(closing mechanism) 때문에 결찰 방식(tie-wing) 금속 브라켓보다 더 크고 복잡하다. 그리고 심미적인 브라켓은 물성 때문에 크기가 더 큰 경향이 있고, 수직 슬롯 같은 브라켓 제거를 쉽게 해주는 부분을 가지고 있어 크기가 크다.

자가결찰 심미 브라켓은 다소 크기가 크고 전면 혹은 측면에서 보이는 금속 폐쇄 기전 때문에 보기에도 좋지 않다(그림 7-2). (책이 출간될 당시에는 Damon clear는 아직 시판되지 않았다; 역자주)

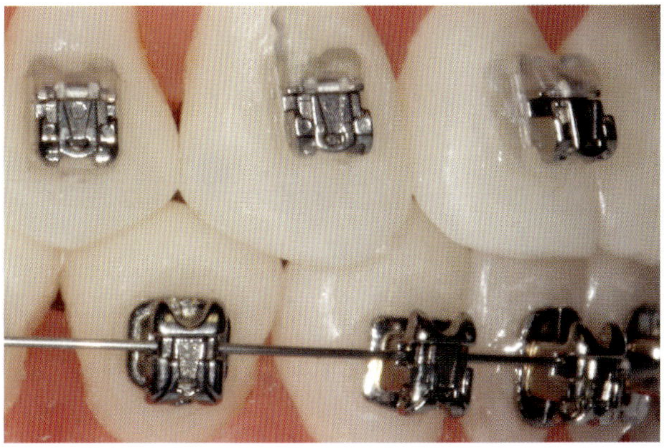

그림 7-2

자가결찰 심미 브라켓.

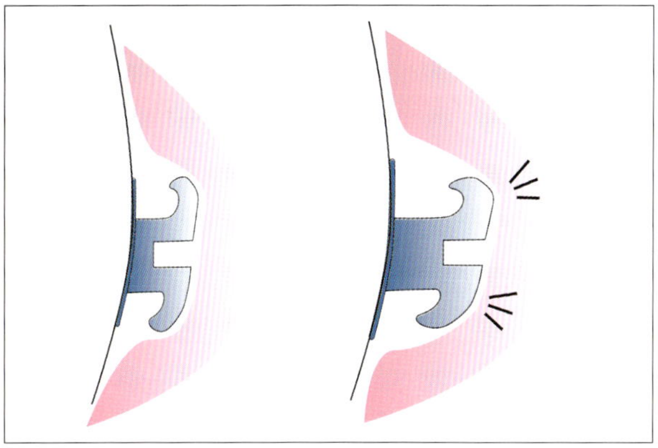

그림 7-3

순설측 돌출도(profile)가 낮은 작은 브라켓은 구강 내에서 연조직변위(deflection)를 적게 일으킨다.

작은 브라켓이 불편감도 적다

'큰 브라켓' 군과 '작은 브라켓' 군의 환자를 비교한 잘 설계된 연구가 필요하나, 작은 브라켓이 더 편안할 것이라 예상하는 것이 논리적일 것이다. 순설측 돌출도(profile)가 낮은 작은 브라켓은 연조직의 변위(deflection)를 적게 일으킨다(그림 7-3). 자가결찰 브라켓과 결찰 방식(tie-wing) 브라켓을 비교한 연구에서 자가결찰에 환자들이 좀 더 불편감을 느꼈지만 통계적으로 유의한 수준은 아니었다.[1]

중간 크기의 결찰 방식(tie-wing) 금속 브라켓과 동등한 자가결찰 금속 브라켓 사이의 가능한 차이점

결찰 방식(tie-wing) 브라켓	자가결찰 브라켓
더 편안함	덜 편안함
깨끗하게 하기 쉬움	깨끗하게 하기가 더 어려움
더 심미적	덜 심미적
교합간섭이 적음	교합간섭이 많음
장치 탈락의 위험 감소	장치탈락의 위험 증가
브라켓 파절이 드묾	브라켓 파절 위험
회전된 치아에 접착이 쉬움	회전된 치아에 접착이 어려움
이상적인 절치 관계 허용	이상적인 절치 관계에 장애를 줄 수 있음
브라켓 제거가 쉬움	브라켓 제거가 더 어려움

교정용 브라켓의 외형

장치의 외형은 중요하며 교정의사는 환자의 심미적인 바람과 증례에 필요한 치아 조절의 정도 사이에서 균형을 맞추어야 한다. 외형은 세 가지 요소로 결정된다.

- 브라켓의 크기
- 브라켓을 제조하는 데 사용된 재료
- 결찰 방법

환자는 보통 금속 브라켓의 크기에 신경 쓰지 않으며, 특별하게 어려운 치아 조절이 필요한 경우라면 최대 폭경 브라켓을 사용하는 것을 거절하지 않는다(p.31~33). 금속 자가결찰 브라켓은 더 크고 복잡한 경향이 있으며, 환자는 크기의 차이 때문에 자가결찰에 비해 결찰 방식(tie-wing) 브라켓의 외형을 더 선호한다는 보고가 있다(그림 7-4).[1]

심미 브라켓과 금속 브라켓은 동일하게 기능하지 않으며 그렇지 않았다면 금속 브라켓은 지금 아무도 사용하지 않을 것이다. 투명한 브라켓은 상악 전치 토크나 하악 전치 회전을 적절하게 조절하기 어려울 수 있으며, 어려운 부정교합에서는 불완전한 조절 능력으로 인해 치료 기간이 길어지거나 완벽한 치료를 하는 데 실패할 수도 있다.

마찰은 교정에서 중요한 문제가 아니며(제8장) 탄성 모듈을 쓰면 치료 기간이 길어진다는 객관적인 증거도 없다. 따라서 모든 증례에서 더 빠르고 쉬운 치료에 대한 기대로 자가결찰 브라켓을 고려하는 것은 합리적이지 못하다. 컬러 모듈은(그림 7-5) 치료의 '즐거운' 요소이며 약간 고무줄이나 치료의 다른 과정에서 환자의 협조도를 얻기 위한 동기(motivation)로 이용될 수 있다.

심미적인 에지와이즈 브라켓을 위한 어떤 이상적인 결찰 방법도 개발되지 못했다. 보통의 철사 결찰은 이상적

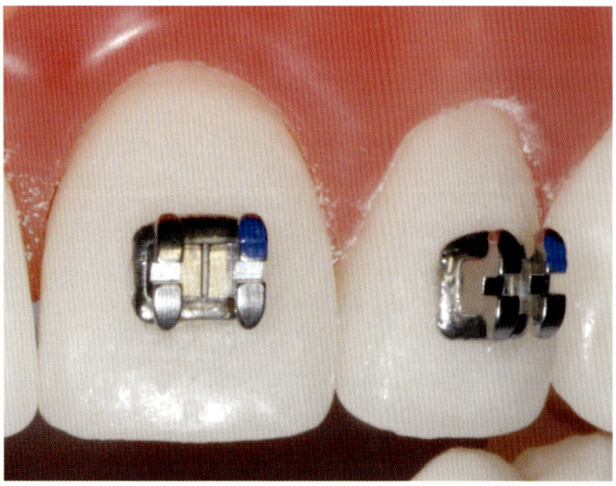

그림 7-4

금속 자가결찰 브라켓은 중간 크기의 결찰 방식(tie-wing) 브라켓보다 시각적으로 좋지 않게 보인다는 연구가 있다.[1] CNC를 이용해 절삭 가공된(p.83) 중간 크기의 금속 브라켓은 아주 정밀한 제조가 가능하기 때문에 치아 조절 능력이 매우 뛰어나다.

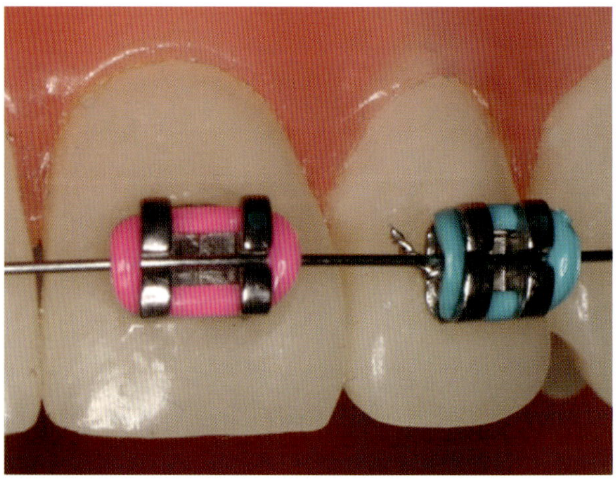

그림 7-5

컬러 모듈은 많은 아이에서 필요한 패션 액세서리이며 교정치료의 즐거운 부분 중 하나다. 어린 환자의 협조도와 친밀도를 향상시켜 주며, 탄성 모듈이 사용되었을 때 치료가 더디다는 연구 결과는 아직까지 없었다. 측절치에서 보이는 것과 같이 결찰 방식(tie-wing)은 결찰과 모듈을 함께 수용할 만큼 충분히 깊어야 한다.

이지 않으며, 백색으로 코팅된 철사 결찰도 코팅이 벗겨져 나가는 경향 때문에 문제를 해결하지 못하였다. 치아색 모듈은 커피나 다른 음식에 의해서 착색되며(그림 7-6), 일부 병원에서는 변색된 모듈을 교체하는 것은 예약 없이도 내원할 수 있도록 하고 있다. 심미적인 자가결찰 브라켓이 최근 선보여졌으나(이 책은 2009년 가을 첫 출판되었다: 역자 주), 전면이나 측면에서 보이는 금속 결찰 기전(ligation mechanisms)은 기대 이하였다(그림 7-7).

장치 탈락

커다란 자가결찰 브라켓은 더 많은 교합간섭을 일으켜서(그림 7-7) 장치가 탈락하거나 치료 기간이 길어질 위험성이 커진다. 대조적으로 작고 낮은 형태의 결찰 방식(tie-wing) 브라켓은 저작 시 교합간섭이 적어 장치 탈락의 가능성이 낮다.

1996년에 발표된 연구는 자가결찰 브라켓의 장치 탈락률이 높음을 보고하였고 이를 '가장 중요한 결점'[2]이라고 묘사하였다. 최근 발표된 연구는 자가결찰 브라켓의 장치 탈락률이 9.2%로 기존의 브라켓에 비해 통계적으로 유의하게 높음을 보여 주었으며[1] 이러한 점은 치료 효율

A

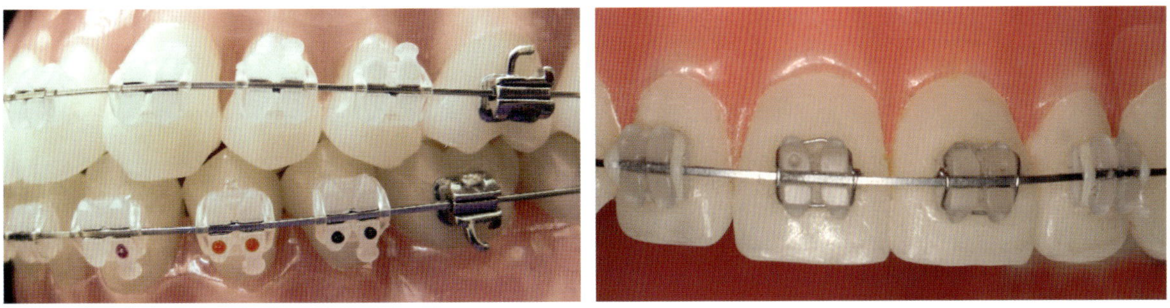

B

그림 7-6

A, B, 투명한 브라켓을 위한 이상적인 결찰 방법은 없다. 철사 결찰은 이상적이지 않으며, 치아색 모듈은 처음 장착했을 때는 좋으나 음식에 의해서 착색이 일어난다.

A

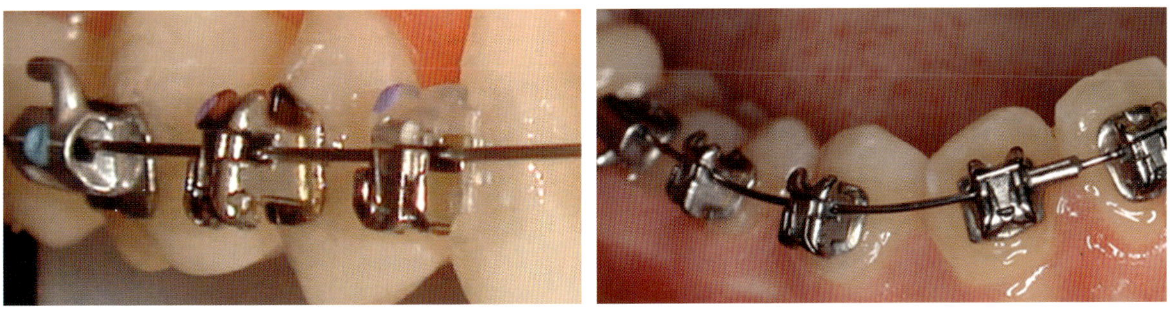

B

그림 7-7

A, B, 커다란 브라켓은 더 많은 교합간섭을 일으키며 작은 브라켓에 비해 장치 탈락율이 높아질 수 있다. 자가결찰 브라켓에서 높은 장치 탈락율이 보고되었으며 제2소구치 부위가 특히 위험하다.

을 크게 떨어뜨릴 것이다.

브라켓 파손 및 제거

전통적인 결찰 방식(tie-wing) 브라켓은 거의 파손되지 않으나, 자가결찰 브라켓은 음식 저작 시 폐쇄 기전이 손상될 수 있고 호선의 삽입이나 제거 시 부주의하면 파손되기 때문에 유의하게 높은 파손율[1]을 보인다(그림 7-8). 음식 잔사나 치석 침착 때문에 특히 하악 전치 부위에서 폐쇄 기전이 작동하지 않기도 한다.

자가결찰 브라켓의 옹호자들은 고정 클립이나 슬라이드의 고장을 알리기 싫어하겠지만 파손 가능성은 중요한 문제다. 안타깝게도 아직 이 문제에 관하여 대규모의 객관적 연구가 발표되지 않았다.

결찰 방식(tie-wing) 브라켓은 lift-off 플라이어를 사용하기가 쉬우나 많은 자가결찰 브라켓에서는 사용하기 어렵거나 불가능하다(그림 7-9).

하악 절치의 회전 관리

회전된 절치를 가진 증례에서 중간 크기의 결찰 방식(tie-wing) 브라켓은 쉽게 접착할 수 있으나 커다란 자가결찰 브라켓은 접착하기 어렵다(그림 7-10). 자가결찰 브라켓은 크기가 커서 치료 시작 시 올바른 위치에 접착하기 어려울 때가 있으며 이로 인하여 후에 재접착이 필요할 수 있다.

훅과 관련된 증례

브라켓에 내장된 훅은 1970년대에 preadjusted 장치와 주조 스테인리스스틸 브라켓의 도입 이전까지는 선택 요소가 아니었다. 그 전에는 브라켓이 단순한 형태로 만들어졌으나 새로운 기술 덕분에 파워 암과 볼 훅을 사용할 수 있게 되었다(그림 7-11). 현재 다양한 훅이 이용 가능한데 모든 증례에서 사용해야 하는지는 의문이다. 좋은 치료 방법으로 공인된 McLaughlin Bennett Trevisi의 치료 철학에서는 훅을 사용하지 않으며 발표된 치료 증례[3,4,5]들을 살펴보면 (MBT로 치료를 잘하는 데 훅이 필요하지 않다는 사실이) 더욱 확실하다. 그럼에도 불구하고 몇몇 교정의사는 훅이 모든 증례에서 적절한 치료 역학, 특히 치료 말기 업-앤-다운 고무줄을 사용하기 위해 필수적인 요소라고 생각한다. 반면 다른 이들은 훅이 심각한 치태 침착 요인이며 환자에게 불필요한 불편감을 야기한다고 믿는다(그림 7-12).

확실히 훅의 추가는 브라켓을 좀 더 크고, 불편하며, 청소하기 어렵고, 덜 심미적으로 만든다(그림 7-13). 종종 훅은 치료에 전혀 이용되지 않거나 혹은 단지 몇 개월만 이용될 뿐인데 브라켓에 포함시키면 환자는 18~24개월간 불편함과 불편감을 겪고 치태 조절도 어려워진다.

훅은 불편감을 야기하거나 치태 침착으로 인한 탈회 위험성을 증가시킬 수 있으므로 훅이 없는 브라켓을 사용하는 것은 환자를 위하는 일이다(그림 7-14, 7-15). 훅은 필요하다면 짧은 기간 Kobayashi 타이나 다른 방법을 이용하여 만들어 줄 수 있으며 더 이상 필요하지 않을 때는 제거하면 된다. 이것이 환자에게 더 청결하고 편안한 방법일 것이다. 몇몇 자가결찰 브라켓은 훅이 없는 제품은 선택할 수 없고, 어떤 제품들은 내장된 훅이 없는데 짧은 기간 훅을 부착해 사용하기가 어렵거나 불가능하다.

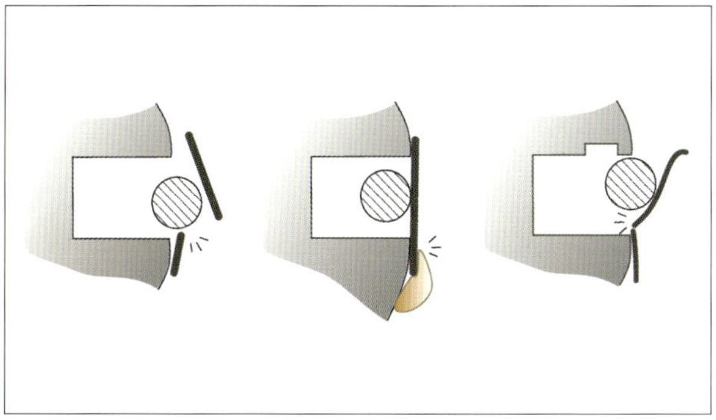

그림 7-8

자가결찰 브라켓의 폐쇄 기전은 저작 동안 혹은 부주의하게 호선을 삽입하거나 철거할 때 파손될 수 있다. 음식 잔사나 치석 침착 때문에 특히 하악 전치 부위에서 폐쇄 기전이 작동하지 못할 수도 있다. 결찰 방식(tie-wing) 브라켓이 파손되는 일은 드물다.

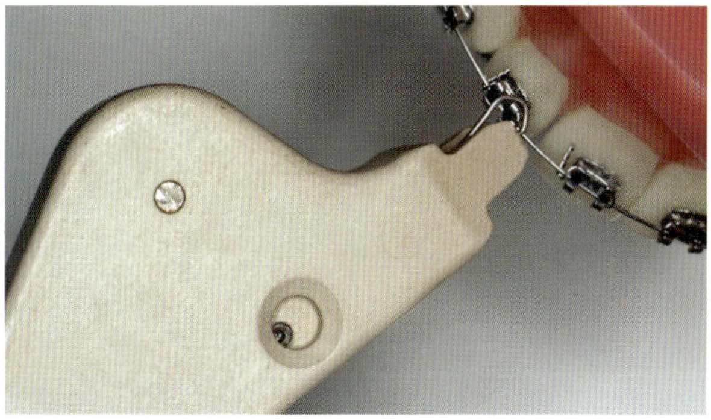

그림 7-9

Lift-off 플라이어는 전통적인 preadjusted 브라켓 제거 시 쉽게 사용할 수 있으며 환자에게 편안한 장치 제거 방법이다. 일부 자가결찰 브라켓에서는 사용하지 못할 수 있다.

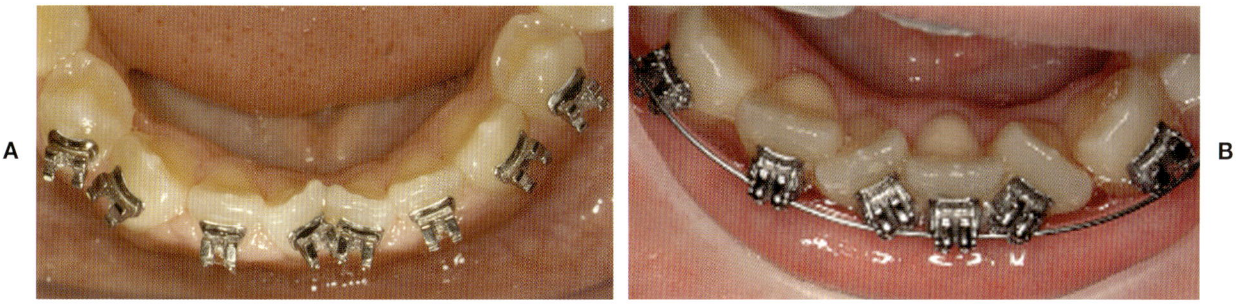

그림 7-10

A, B, 회전된 절치를 가진 증례에서 중간 크기 혹은 낮고 작은 브라켓은 쉽게 접착할 수 있으나 커다란 자가결찰 브라켓은 정확히 접착하기 어렵고 보통 몇 번의 내원 후 재위치가 필요하다.

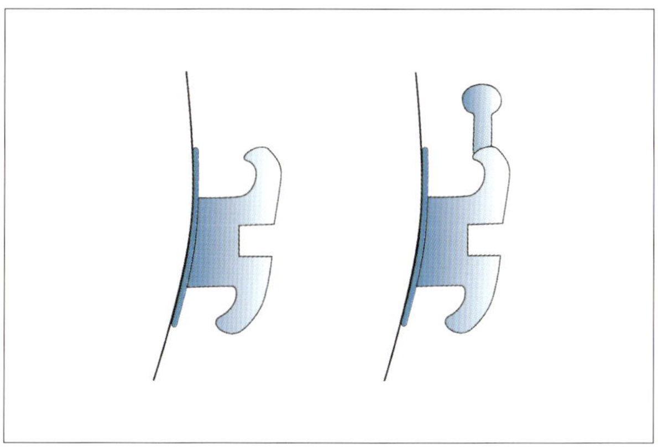

그림 7-11

1970년대에 기술이 발전하여 볼 훅을 사용할 수 있게 되었으며 광범위하게 사용하게 되었다.

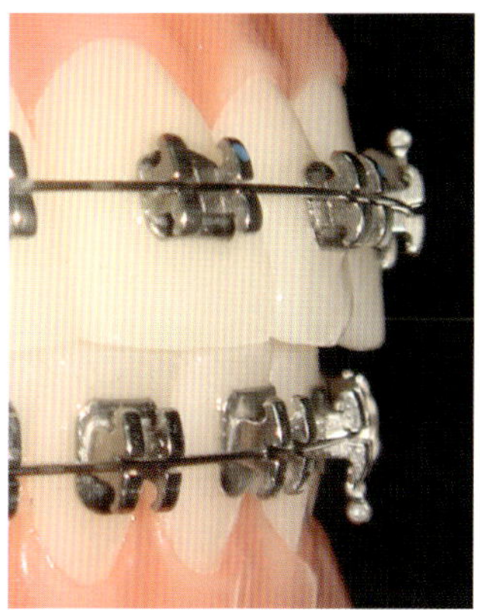

그림 7-12

브라켓 훅은 심각한 치태 침착 요인이 될 수 있고 환자에게 불필요한 불편감을 야기할 수 있다.

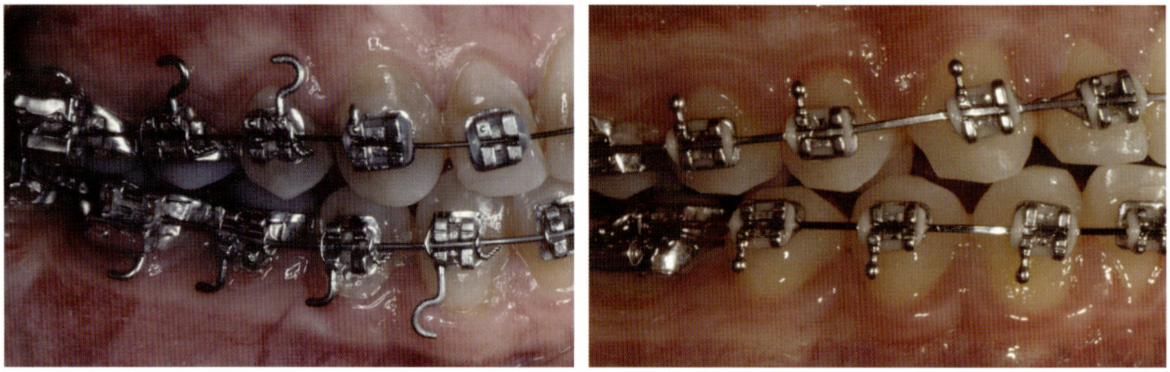

그림 7-13

A, B, 훅이 달린 브라켓은 더 크고, 불편하며, 청소하기 어렵고, 덜 심미적이다. 여기에 보인 파워 암과 볼 훅은 straightwire 장치의 초기 버전이다.

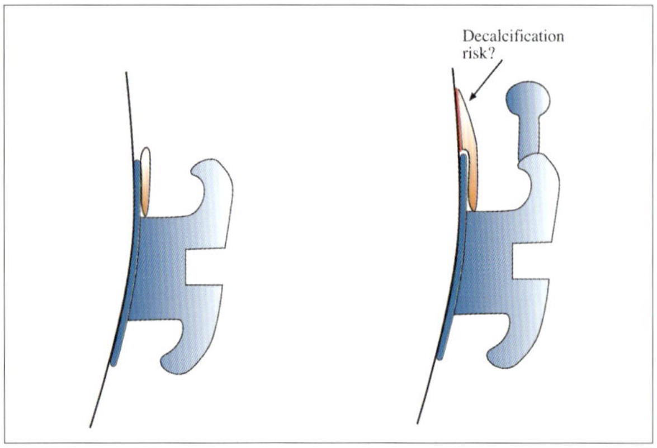

그림 7-14

내장된 훅을 가지는 브라켓 사용을 피하는 것이 환자에게 더 편안하다. Kobayashi 타이 또는 다른 방법으로 마무리치료를 위해 필요한 경우 빠르고 쉽게 추가할 수 있다. 훅이 없는 브라켓은 환자에게 청결하고 편안한 경험을 제공한다.

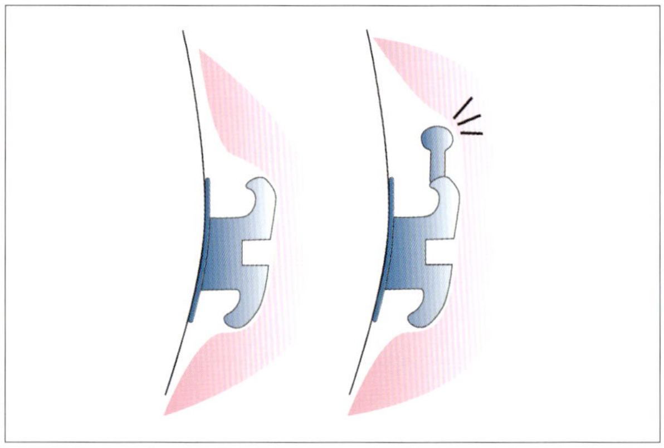

그림 7-15

훅은 치태 침착으로 인한 탈회 위험성을 증가시킬 수 있다. 훅은 종종 치료 동안 사용되지 않거나 단지 몇 개월만 사용된다.

절치의 수직피개 관리

정상적인 치료 목표는 교정 증례를 2~3mm의 수직피개와 수평피개를 가지는 이상적인 절치 관계로 마무리하는 것이다(그림 7-16). 하지만 부피가 크거나 복잡한 브라켓들은 이러한 마무리를 방해하거나 막을 수 있다(그림 7-17).

중간 크기 브라켓을 이용한 효과적인 치료

중간 크기 금속 브라켓은 교정치료의 초석(cornerstone)이지만 효과적인 치료에 사용할 수 있으려면 특정한 요구 조건을 만족시켜야 한다. 브라켓은 올바른 사양(specification)에 맞추어 정확하게 제조되어야 하며 적절한 폭경과 정확한 경사(tip), 토크, 인-아웃을 가져야 한

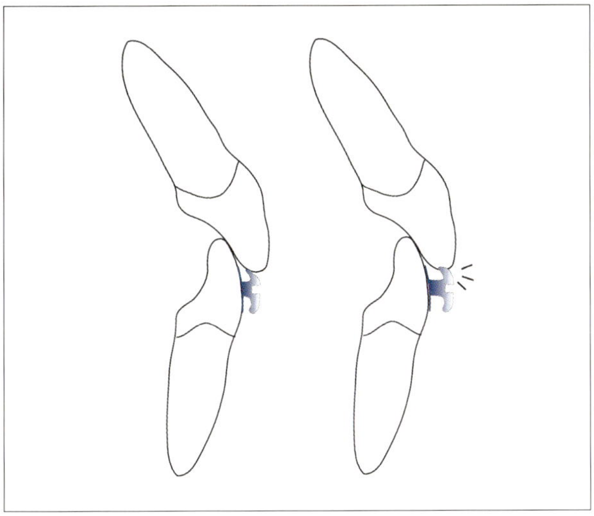

그림 7-16

하악 절치 임상 치관 길이는 보통 7.0mm이며 브라켓은 3.5mm 위치에 접착된다. 만약 부피가 크거나 형태가 복잡한 브라켓이 이상적인 수직 위치에 부착되면 상악 절치와 교합간섭을 일으키거나 이상적인 절치 관계를 방해할 수 있다.

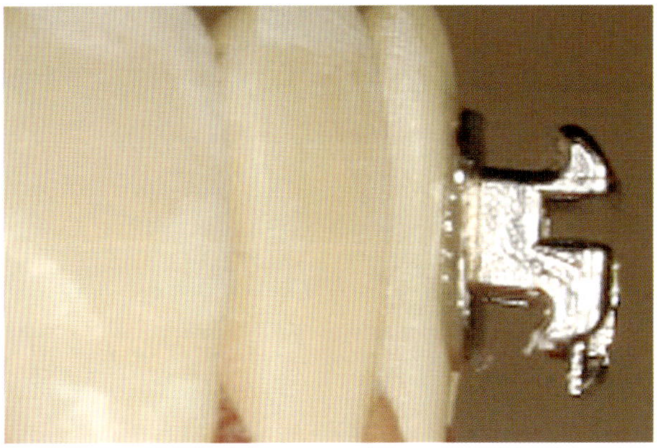

그림 7-17

부피가 크거나 형태가 복잡한 브라켓은 치료 시작 시기에 교합장애를 일으키기 쉽고, 마무리 단계에서는 정상적 수직 피개 달성을 방해할 수 있다. 이 자가결찰 브라켓은 결찰 방식(tie-wing) 브라켓에 비하여 더 크다.

다. 치아에 적절하게 접착되어야 하며 검증된 치료 역학을 사용해야 한다.

정밀한 브라켓과 정확한 접착, 올바른 역학의 조합이 필요하며 이 3요소 없이는 치료에 어려움이 생겨날 것이다. 두 번째 및 세 번째 요구조건은 교정의사의 손에 달려 있으나 우리 교정전문의도 첫 번째 요구 조건 즉, 정밀한 브라켓은 제조사에 의존해야 한다(그림 7-18, 7-19).

A

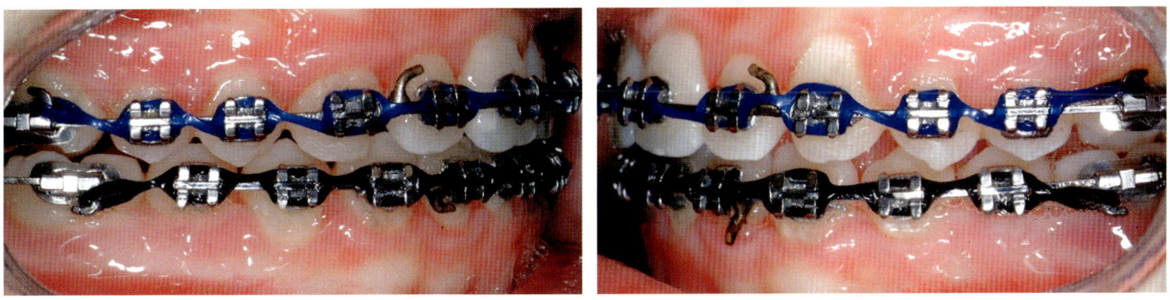

B

그림 7-18

A, B, 일반적인 증례로 치료 마무리 단계이다. 게이지와 포지셔닝 차트를 이용하여 절삭 가공된 브라켓을 정확하게 부착하여 셋업 하였다. 훅이 납착된 정상적인 .019/.025 강철 작업 호선이 장착되었고, 치료 마지막 단계에서 공간이 다시 열리는 것을 예방하기 위해 탄성 체인이 사용되었다. 환자에게 좌측에 II급 고무줄을 사용하도록 지시하였다.

A 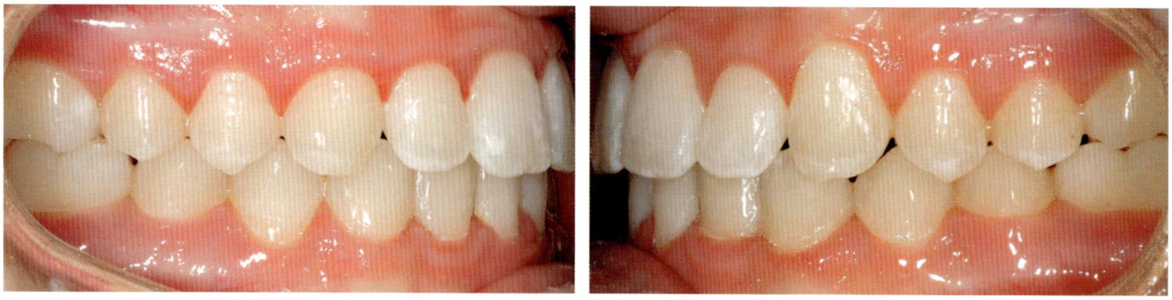 B

그림 7-19

A, B, 같은 증례로 장치 제거 후. 이상적인 경사(tip), 토크, 인-아웃 목표치(p.106-107)가 정밀한 브라켓과 좋은 브라켓의 위치(positioning), 적절한 치료 역학 덕분에 잘 달성되었다.

브라켓의 크기

전통적인 중간 크기의 훅이 없는 금속 결찰 방식(tie-wing) 브라켓이 추천된다. 더 편안하고, 칫솔질이 쉽고, 더 심미적이며, 장치 탈락이 적고, 교합간섭이 적기 때문이다. 자가결찰 브라켓은 더 크고 복잡한 경향이 있다. 더 칫솔질이 어렵고, 덜 심미적이며, 장치 탈락이 잘 일어나고, 교합간섭이 더 잦다. 자가결찰 브라켓은 회전된 절치에 부착하기 어렵고, 브라켓의 파손 가능성이 높고, 치료 종료 시 제거가 더 어렵다는 단점도 가지고 있다.

참고문헌

1. Miles P G, Weyant R L, Rustveld L 2006 A clinical trial of Damon 2™ vs conventional twin brackets during initial alignment. Angle Orthodontist: 76:480-485
2. Harradine N W, Birnie D J 1996 The clinical use of Activa self-ligating brackets. American Journal of Orthodontics and Dentofacial Orthopedics 109:319-328
3. Bennett J C, McLaughlin RP 1997 Orthodontic management of the dentition with the preadjusted appliance Mosby Edinburgh ISBN 0 7234 3265 1
4. McLaughlin R P, Bennett J C, Trevisi H J 2001 Systemized Orthodontic Treatment Mechanics Mosby, Edinburgh ISBN 072343171X
5. Bennett J C 2006 Orthodontic management of uncrowded Class II division one malocclusion in children Mosby Edinburgh ISBN13 07234 34263

8

CHAPTER

마찰이 중요하다?

마찰이 중요하다?

레드 헤링(red herring) — 관심을 돌리거나 대중을 호도하기 위해 … 소개된 무엇

Encarta® World English Dictionary Publishing Plc.

교정학에서 해결되지 않은 몇몇 문제가 있지만 마찰은 그런 문제 중 하나는 아니다(그림 8-1). 마찰이 중요하다거나 '마찰이 없는' 결찰 방법이 환자나 교정의사에게 어떤 이득을 준다는 생각은 아무런 근거가 없다.

적절한(sound) 교정적 원칙을 따른다면 마찰이 감소된 브라켓이 치아 배열을 빨리 해주고, 활주 역학을 개선해 준다거나, 더 나은 치료 마무리를 해줄 거라 기대할 이유가 없다. 오히려 '마찰 감소'가 '치아 조절 능력의 감소'를 의미할 수도 있기 때문에 조절의 부족으로 치아 이동이 부적절할 수 있다.

실제로 자가결찰 브라켓이 마찰이 더 작다는 주장은 치아 조절 능력이 떨어진다는 의미이고 오히려 교정 브라켓의 기능이 퇴보했다고 할 수 있다.

A

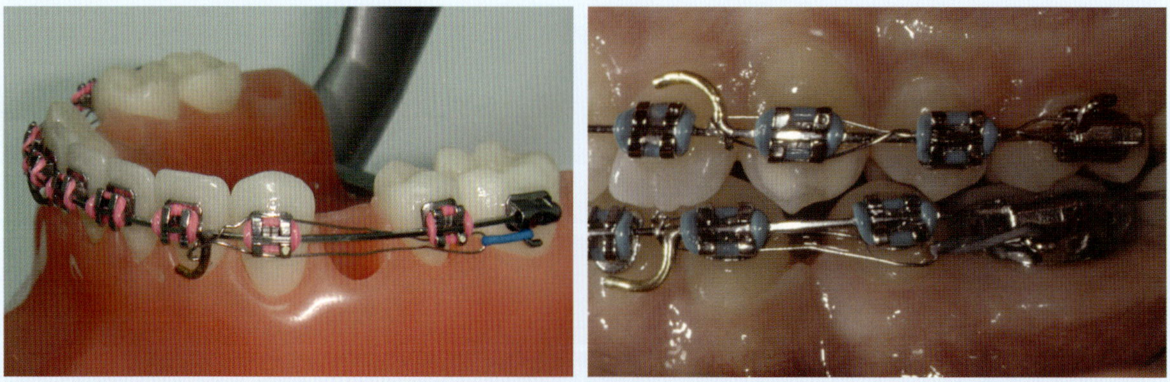

B

그림 8-1

마찰에 대한 실험실 내에서의 연구는 임상 상황과는 다를 수 있다. 왜냐하면 구강 내에서 유의할 만한 마찰이 없다고 알려져 있기 때문이다.[1] 교정 장치는 다른 치아와 접촉하는 동안 치주인대 내에서 작고 빈번하게 움직이는 치아에 붙어 있다. 그러한 움직임이 일어날 때마다 마찰력은 '0에 가깝게 효과적으로 감소된다'. 많은 교정의사는 마찰이 실제로는 중요한 부분이 아니라는 데 동의할 것이고, '마찰 없는' 옵션(option)을 선호하는 사람이라면 통상적인 결찰 방식(tie-wing)의 브라켓을 초기 배열이나 공간 폐쇄 중에 느슨하게 철사 결찰해 주면 된다(그림 8-4). 이것은 쉬운 술식이지만 필요한 경우는 거의 없다.

왜 마찰은 교정학에서 쟁점이 아닌가?

대부분의 마찰 연구는 실험실 환경에서 이루어져 왔고 이러한 '벤치 테스트(bench tests)'는 오해의 소지가 있다. 구강 내의 치아 이동 상황을 재현해 보면 타액이 윤활 역할을 하고 치아는 활발히 움직이기 때문에 마찰이 영향을 주기 어렵다는 것은 분명하다.[1-3]

고정식 교정 장치는 치아에 붙어 있고 치아는 다른 치아와 교합하면서 치주인대 내에서 조금씩 자주 움직인다. Braun 등[1]은 브라켓/호선 계면에서 하루에도 수천 번 '극미한 움직임'이 발생하며 마찰은 쟁점이 아니라고 하였다.

2007년 마찰에 관한 리뷰에서 Swartz[2]는 실험실 테스트가 '마찰의 임상적 중요성을 과대평가할 수 있다'고 하였다. 이것은 절제된 (실제보다 가벼운) 표현일 수도 있는데 그 이유는 이보다 8년 전 1999년 Braun 등이 활주 역학 동안 작은 움직임이 일어날 때마다 마찰은 '효과적으로 0까지 감소한다'는 것을 보여 주었기 때문이다.[1] '치아의 경사(tipping) 정도, 호선/슬롯 사이의 간격, 결찰 방식 등의 요인은 구강 환경에서 마찰 저항에 대한 (측정 가능할 만큼의) 영향이 없다'고 결론지었다. 1999년 또 다른 연구에서 O' Reilly 등[3]은 구강 환경 역학을 모의 실험해 보면 활주 역학에 대한 어떠한 저항도 85%까지 감소된다고 결론지었다. '마찰 없는' 옵션(option)을 필요로 하는 교정의사를 위해 어떠한 기존의 결찰 방식(tie-wing) 브라켓도 초기 배열이나 공간 폐쇄와 같은 단계 동안에 결찰 와이어를 느슨하게 결찰할 수 있다. 이것은 쉬운 술식이지만 대개 필요하지 않다.

> "… 활주 역학 중에 마찰은 이동이 일어날 때마다 0까지 효율적으로 감소한다."

결찰 방식(tie-wing) 브라켓을 이용한 마찰 없는 치료

교정치료 역학에서 결찰 방법이 마찰에 미치는 영향을 평가한 한 연구[4]에서, 일반 결찰 방식 브라켓에 결찰 와이어로 느슨하게 묶는다면 자가결찰 브라켓보다 마찰이 더 작다는 것을 보여 주었다(그림 8-2). '느슨하게 묶인 스테인리스스틸 결찰 와이어는 최소한의 마찰을 발생시킨다'고 결론지었다. (이 실험은 Speed, Victory, Clarity 브라켓과 .019/.025 강철 호선을 사용하였다: 역자

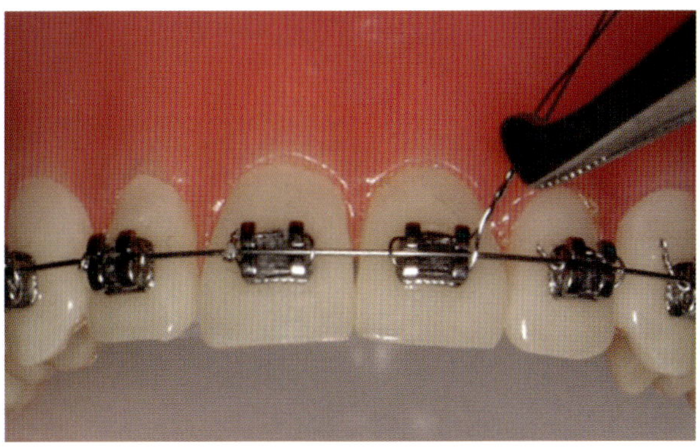

그림 8-2

결찰 방식(tie-wing) 브라켓은 평탄화 및 배열에 유리하도록 치료 초기에 느슨하게 묶을 수 있다.

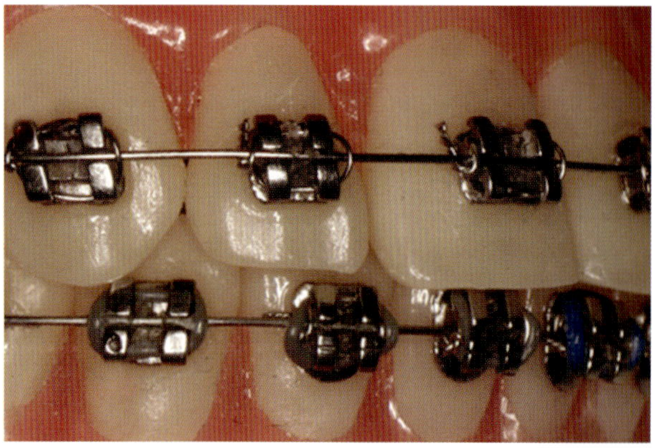

그림 8-3

느슨하게 묶인 결찰 방식(tie-wing) 브라켓이 자가결찰형 브라켓보다 마찰이 더 작다.

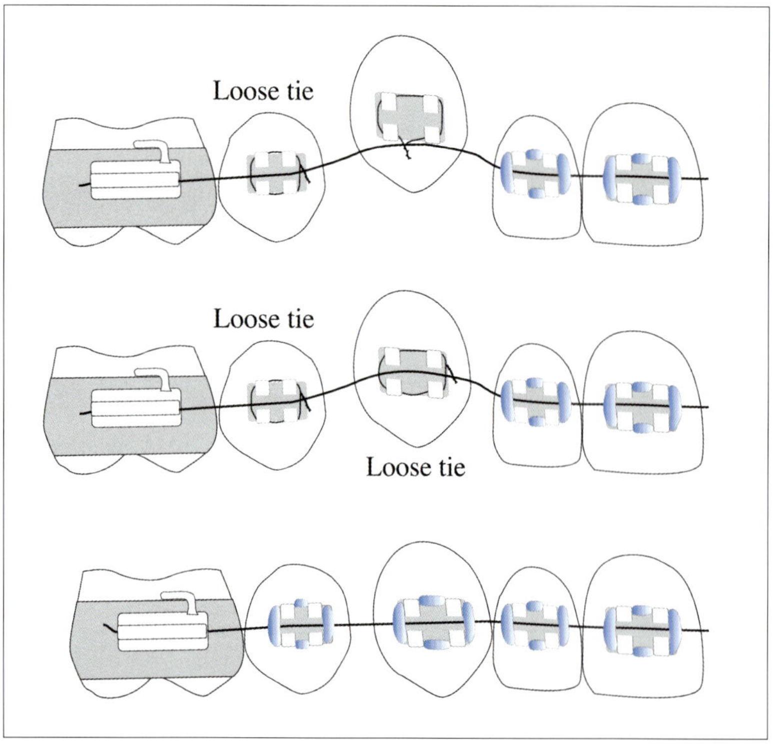

그림 8-4

'마찰 없는' 옵션을 원하는 교정의사는 기존의 결찰 방식(tie-wing) 브라켓을 초기 배열이나 공간 폐쇄 단계 등 몇 주 동안에 철사로 느슨하게 결찰할 수 있다. 이것은 매우 쉽지만 많은 치료에서 필요하지 않다.

주)(그림 8-3).

많은 교정의사가 마찰이 실제로 쟁점 사항이 아니라는 것을 인정할 것이며, '마찰 없는' 옵션(option)을 원하는 사람은 기존의 브라켓을 초기 배열이나 공간 폐쇄 단계에 느슨하게 결찰하면 된다(그림 8-4). 느슨하게 결찰하면 치료 초기에 '불완전한 조절'을 하면서 치아 배열은 빠르게 하는 데 도움이 될 것이다. 이 방법이 자가결찰 브라켓보다 나은 해결책이라고 할 수 있는데, 나중에 중요한 치료 단계에서 결찰 방식(tie-wing) 브라켓이 모듈(module)과 함께 사용될 수 있기 때문이다. 필요하면 '완전한 조절'과 브라켓 사양(specification)대로 최대한 발현되게 하기 위해 마무리 단계에 결찰 로커(ligature locker)로 단단히 묶을 수도 있다.

자가결찰 브라켓을 쓰면 내원을 덜 할 수 있는가?

자가결찰 브라켓을 사용하면 환자는 단지 8주에 1번만 내원하면 될 정도로 내원 간격을 늘릴 수 있는가? 많은 교정의사가 이런 긴 간격으로는 증례를 적절하게 관리할 수 없으며, 책임 있는 치료를 하려 한다면 환자, 특히 어린이 환자는 4~6주마다 내원해야 한다고 생각할 것이다. 이러한 시간 간격(time frame)은 구강 위생을 적절히 감시하고, 장치에 의한 손상을 점검하고, 사소하지만 중요한 조절을 하고, 환자에 다시 동기를 부여하기 위해 필수적인 것이다.

고정식 장치를 붙이고 환자를 보낸 후 8주 이상을 관리하지 않는 것이나, 각 치료 약속(adjustment visit) 사이에 그 정도의 간격을 두는 것이 정말 좋은 치료라고 할 수 있는가(그림 8-5)? 요즘처럼 바쁜 환경에서는 약속을 잊을 수도 있고, 아프거나 시간이 맞지 않거나 학교 일정 등으로 인해 8주 약속이 10주나 그 이상으로 길어질 수도 있는데, 많은 교정의사는 이런 긴 내원 간격을 적절하지 않다고 생각할 것이다.

4~6주 내원 간격(adjustment protocol)은 합당한 이유들 때문에 오래 전 확립된 것이고, 교정 환자는 동적 치료 기간(active treatment) 동안 그 정도의 방문을 예상하고 있다. 장치를 장착시킨 후 1달 후에 첫 번째 내원 약속을 잡고 그 이후에도 치료 단계에 따라 매 4~6주마다 환자를 보는 것이 좋은 교정치료(practice)이다.

교정을 배우는 학생이 경험 많은 교정과 교수에게 질문했다고 가정해 보자. "이 증례(case)는 특별해서 저는 최대한 잘 치료하고 싶습니다. 1달에 1번 진료하는 것이 좋을까요 아니면 2달에 1번씩 하는 것이 좋을까요?" 정답은 '매달 하라' 일 것이다. 친절함, 숙고함, 서두르지 않는 정중함이 사려 깊은 전문가의 덕목이다.

자가결찰 브라켓을 쓰면 발치를 덜 하게 되는가?

Bagden[5]과 같은 자가결찰 장치 옹호론자들은 이러한 '새로운 형태의 확장(expansion)' 은 완전히 새로운(different) 접근법이고 보다 '생물학적으로 우호적' 이기 때문에 낮은 마찰 자가결찰 장치의 약한 힘이 '발치 가능성을 극적으로 낮춘다' 고 하였다.

반대론자들은 이것은 전혀 새로운 치료법이 아니고 악궁의 부적절한 확장을 일으켜 골지지의 부족으로 인해 많은 비율의 케이스에서 재발이나 중년기의 치주 파괴(그림 8-6)와 같은 결과를 피하기 힘들게 한다고 말한다. 이러한 관점은 정상적인 교정적 원칙에 근거하고 있으며

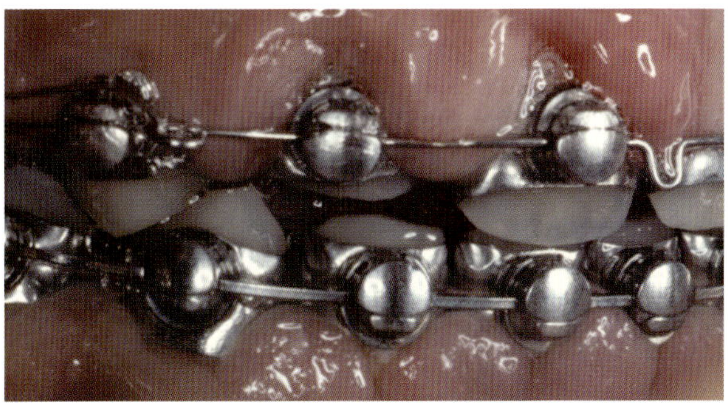

그림 8-5

1983년 저자가 의뢰받은 초기 자가결찰 증례이다. 8주 간격 내원은 적절한 관리가 어려웠다. 정상적인 4주 간격 내원을 통해 교정의사는 구강 위생 및 장치에 대한 잠재 손상을 점검하고, 사소하지만 중요한 조정을 시행하고, 환자에 재동기를 부여할 수 있다.

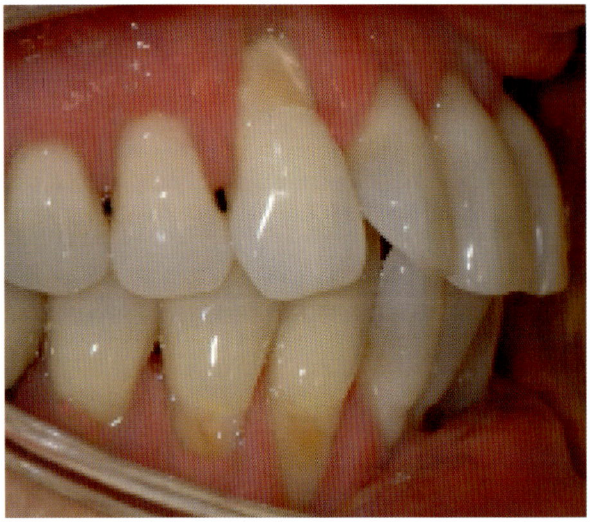

그림 8-6

과확장(over-expansion) 후 평생 고정식 유지 장치로 재발 위험을 극복할 수 있지만 장기간의 유지는 몇 년 후 치료가 매우 힘든 치주 파괴를 야기할 것이다.

2008년 발표된 "그래서 뭐가 새롭나? 또 다시 악궁 확장이라니"라는 문헌(paper)[6]에서 잘 설명되어 있다.

본 저자가 보기에 어떤 브라켓 대신 특정 다른 종류의 브라켓을 선택함으로써 발치/비발치 결정에 어떻게든 영향을 미친다고 주장하는 것은 이상한 생각이다. 적절한 치료 계획과 장기 안정성을 이해하지 못했거나 개의치 않는 사람들만이 그러한 주장을 할 수 있을 것이다. 조절 안 된(uncontrolled) 확장은 치아를 배열하고 크라우딩(crowding)을 해결하는 빠르고 쉬운 방법이지만 적절한 치료 접근법이라고 할 수는 없다. 많은 사람들에게 분명히 나쁜 교정치료이다.

마찰

마찰을 교정학에서 중요한 문제라고 생각하지 말고, 정확하게 제작된 결찰 방식(tie-wing)의 preadjusted 브라켓을 사용하는 것이 추천된다.

자가결찰 브라켓과 약한 철사로 조절되지 않은(uncontrolled) 악궁 확장을 시켰다면 평생 고정식 유지 장치로 재발을 막을 수도 있다. 그러나 그렇게 장기간 유지시키면 견치를 지지골이 없을지도 모르는 불안정한 위치에 잡고 있는 것이기 때문에 나이가 들어서 치주 파괴의 위험성이 있다(그림 8-6). 이러한 치료는 여러 해 후에 치료하기 매우 어려운 치주 파괴로 이어져 교정의사의 평판을 떨어뜨릴 것이다.

치아 스스로가 어느 장치로 자신을 치료하고 있는지 어떻게든 알아내어 평생 안정성과 치주 건강을 보장하기 위해서 기꺼이 추가적으로 치조골을 만들어 낼 것이라는 생각은 교정 전문의라면 누구나 잘못되었다고 여길 것이다. 장기간의 추적 조사를 통해 결론에 이르려면 10년 혹은 20년이 걸릴지 모르지만 연구들이 벌써 시작되어 진행되고 있다.

그동안 자가결찰 브라켓이 일반적인 증례의 발치 빈도를 줄여 줄 것이라는 희망은 전혀 논리적이지 않았던 듯하다.

참고문헌

1. Braun S, Bluestein M, Moore B K, Benson G 1999 Friction in perspective. American Journal of Orthodontics and Dentofacial Orthopedics 115:619-627

2. Swartz ML 2007 Fact or friction: the clinical relevance of in vitro steady-state friction studies. Journal of Clinical Orthodontics 41:427-432

3. O'Reilly D, Dowling P A, Lagerstrom l, Swartz M L 1999 An ex vivo investigation into the effect of bracket displacement on the resistance to sliding. British Journal of Orthodontics 26:219-227

4. Hain M, Dhopatkar A, Rock P 2003 The effect of ligation method on friction in sliding mechanics. American Journal of Orthodontics and Dentofacial Orthopedics 123:416-422

5. Bagden A, Chimenti C, Christensen L R, Cordasco G, Farronato G, Festa F, Fortini A, Garino G B, Suarez-Quintanilla D, Valant J R 2006 The phenomenon of low friction techniques: state of the art. Ariedue SIDO Italian Society of Orthodontics ISBN 88-901598-0-4

6. Peck S. So what's new? Arch expansion, again. 2008 Angle Orthod. 78:3 574-575 Recommended reading

9

CHAPTER

다용도 시스템으로서의 브라켓

다용도 시스템으로서의 브라켓

***Versatile** — 여러 다른 방식으로 사용될 수 있는*

***System** — 뭔가를 달성하기 위한 방법이나 일련의 술식*

Encarta® World English Dictionary Publishing Plc.

모든 증례에 한 종류의 브라켓만을 사용하는 것이 교정의사에게는 편할지 모르지만, 환자의 개개인에 따른 필요를 만족시킬 수 없고, 최상의 진료를 위해 필요한 여러 가지를 제공할 수 없다. 역학과 조화된 적절한 치료 시스템을 위해서는 여러 가지(a group of) 브라켓이 필수적이다.

다용도 치료 시스템에 대한 필요성

광범위하게 사용되고 있는 McLaughlin Bennett Trevisi(MBT)의 치료 철학은 1997년 발표되었고 처음부터 진정한 교정치료 시스템을 만들 목적으로 개발되었다(그림 9-1). 완전히 상호 교환 가능하며, 경사(tip)와 토크(torque)가 조화된 장치를 추천하였고, 브라켓의 접착 위치와 악궁 형태, 호선의 적용 순서, 필요한 힘의 수준(force level), 치료 단계에 대한 분명한 정보를 제공하였다.[1,2]

이 치료 접근법의 장점과 단점이 분명히 기술되어 있으며 개발하는 데 10년 이상이 소요된 이 치료 역학은 '하드웨어' 인 브라켓에 대한 '소프트웨어' 내지 '운영체제' 로 볼 수 있다.

잘 알려져 있는(recognized) MBT의 치료 철학과 대조적으로 최근 몇몇 자가결찰 장치들은 전혀 체계적이지 않으면서도 '체계(system)' 라고 홍보되고 있다. 대부분 이러한 장치는 충분한 개발 과정이나 시험 과정을 거치지 않고 하나의 브라켓 형태로 모든 임상적 상황의 필요를 다 만족시킬 것이라 주장하는 겉만 번드르르하고 비싼 브라켓에 불과하다.

애석하게도 환자를 치료하면서 브라켓의 접착 위치, 악궁의 형태, 호선의 적용 순서, 필요한 힘의 수준 등을

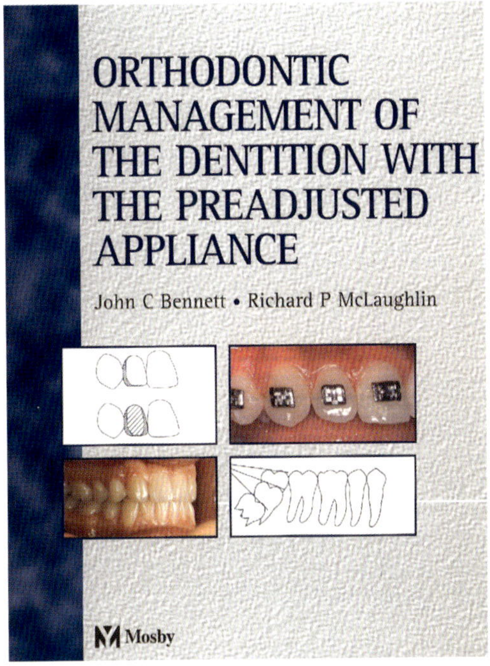

그림 9-1

전반적인 시스템으로서 치료 철학이 개발되어 12개 국어 이상으로 번역된 2권의 책[1,2]에 기술되었다. 조화된 브라켓 옵션, 브라켓 접착 위치, 악궁의 형태, 호선의 적용 순서, 필요한 힘의 수준 등을 자세히 기술하고 있다. 이러한 치료를 하려면 제6장에서 논의된 '완전조절성' 브라켓을 사용하는 것이 필요하다. 우측 사진은 "Preadjusted Appliance를 이용한 교정치료"로 대한나래출판사에서 번역되었다.

여러 가지로 시도해 장치의 단점을 발견해야 하는 책임은 교정의사에게 떠넘겨졌다. 불행하게도 제작사가 후원하는 강연에서는 상업적인 이유 때문에 편견 없는 정보를 얻기 어렵다. 그들은 쉬운 케이스를 보여 주고 장치의 증명되지 않은 장점을 주장하면서 단점과 추가 비용은 얼버무리고 넘어간다.

다용도 치료 시스템을 위한 요구사항

세 가지 브라켓 옵션

- 적절한 폭의 절삭 가공한 중간 크기 브라켓(p.89)
- 동일한 사양에 대한 심미 브라켓(p.91)
- 하악 전치부용으로 낮은 돌출도를 가진 중간 크기 브라켓(p.91~92)

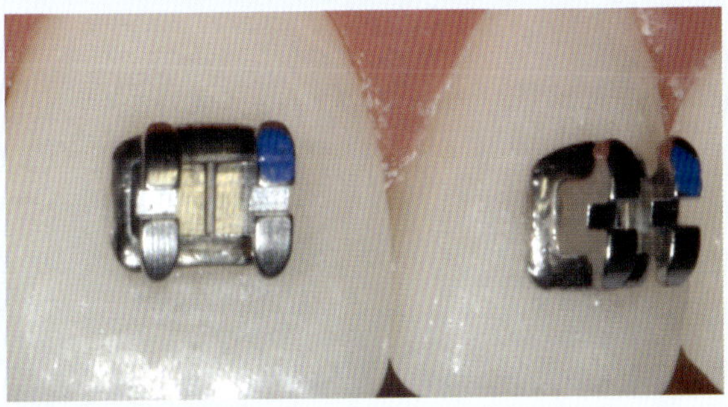

그림 9-2

브라켓 위치 시스템

- 게이지와 차트[2]

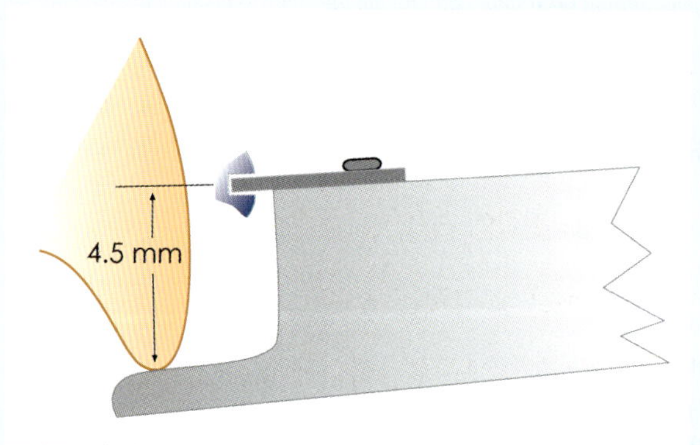

그림 9-3

호선 적용 원칙

- 세 가지 악궁 옵션: Ovoid, taperd, square[2]
- 납착된 훅을 가진 .019/.025 작업 호선

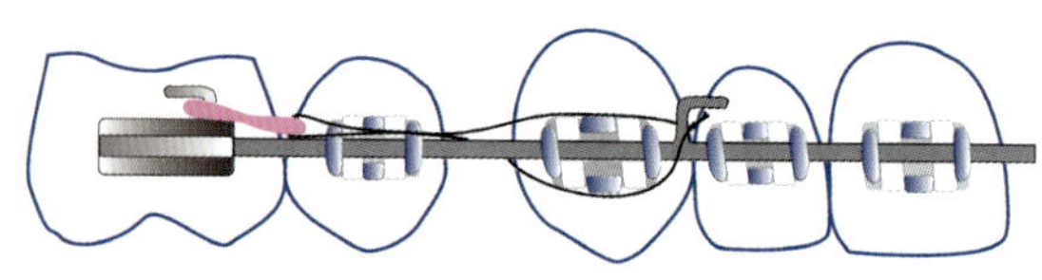

그림 9-4

규정된 치료 역학[2]

- 핵심 단계(key stage)의 치료 계획
- 호선의 적용 순서
- 레이스백(Lacebacks), 벤드백(bendbacks), 액티브 및 패시브 타이백(active and passive tiebacks)
- 고정원 조절 방법
- 공간 폐쇄 및 치료 마무리 방법

"체계적인 임상 교정치료". McLaughlin RP, Bennett JC, Trevisi HJ, 2001, Mosby, Edinburge. ISBN 07234371X.

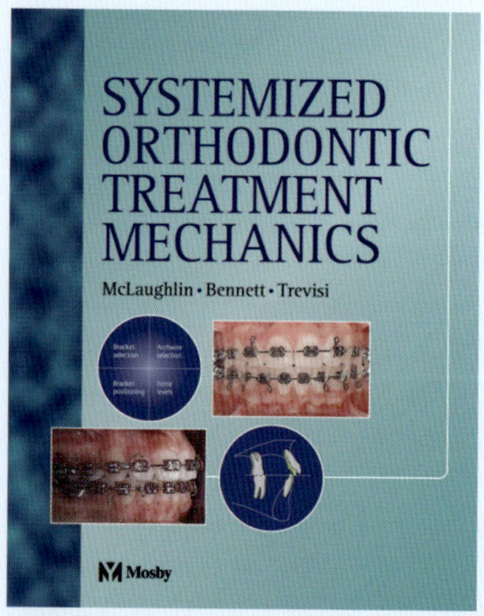

그림 9-5

Pre-adjusted 금속 결찰 방식(tie-wing) 브라켓의 과거, 현재, 미래

1990년대의 금속 브라켓

MBT 치료 철학에 사용하기 위해 개발된 최초의 '최대 크기(full-size)' 브라켓은 독일의 뮌헨에서 매우 정밀하게 제작되었다(그림 9-6). 이 브라켓은 스테인리스스틸 덩어리를 정확한 허용 범위 내에서 절삭 가공하여 제작했기 때문에 이상적인 사양이 정확히 구현되었다. 넓은 폭(그림 9-7)과 정확한 사양 덕분에 확실한 전치부 조절이 가능했고 이러한 최대 크기 브라켓은 이 치료법의 초석이 되었다. 토크, 팁(tip) 그리고 다른 디자인적인 특성은 예전 Andrews와 Roth가 개발한 장점을 구현하였고 시판된 지 얼마 되지 않아 preadjusted 에지와이즈의 '3세대'로 여겨지게 되었다.

1990년대 중반에 설계되었지만 최대 크기 MBT 브라켓은 훌륭한 치료 결과와 출판된 McLaughlin과 Bennett의 치료 증례[1,2]가 보여 준 장점들 때문에 그 이후 10년 동안에도 계속 널리 사용되었다. 그러나 월등한 기능에도 불구하고 접착면이 이상적이지 못했고 장치 자체가 다소 커서 2000년대 들어서 더 작은 '중간 크기(mid-size)' 브

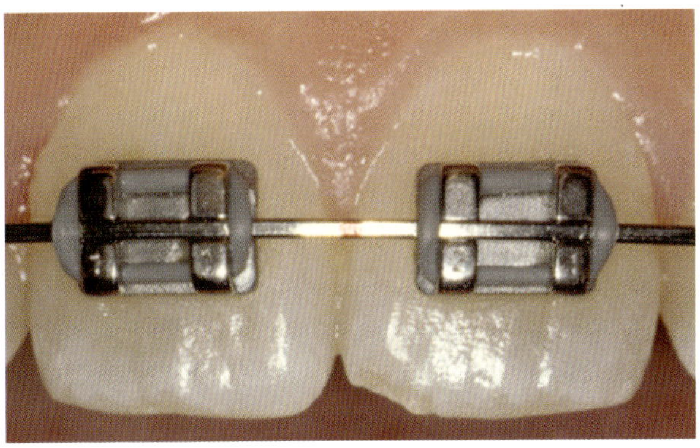

그림 9-6

기존의 최대 크기 금속 브라켓은 절삭 가공 공법을 이용한 높은 정밀도로 독일의 뮌헨에서 개발되고 제작되었다. 이 장치는 큰 폭경과 정확한 사양 덕분에 독보적일 정도로 뛰어난 전치부 조절을 제공한다.

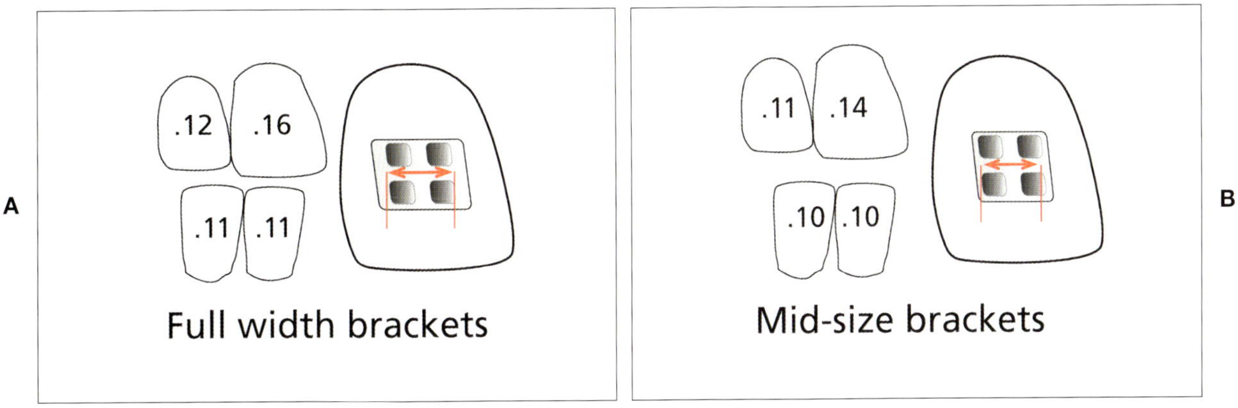

그림 9-7

A, B, 최대 폭경과 중간 크기 브라켓의 대략적인 브라켓 폭을 인치로 보여 주고 있다. 이상적으로 중간 크기 브라켓은 정밀하게 제작하기 위해 CNC 방법을 사용해서 절삭 가공되어야 하고 그림에서 보이는 폭보다 좁아져서는 안 된다. 정확한 장치 부착과 올바른 치료 역학을 사용하면 이 장치는 매우 우수한 성능을 보여 줄 것이다.

라켓으로 이동하게 되었다.

2000년대의 금속 브라켓

2000년대에 점차 최대 크기 금속 브라켓의 사용이 줄어들고 대부분의 교정의사의 주된 치료 브라켓이 최대 크기로부터 중간 크기 브라켓 형태(그림 9-8)로 대체되었다. 중간 크기 브라켓은 심미적으로 보다 우수하고, 구강위생이 불량하거나 치아가 작은 경우에 유리하여, 대부분의 진료실에서 중간 크기 브라켓을 사용하게 되었다. 그러나 이 브라켓은 최대 크기 브라켓보다 좁고 금속 사출 성형처럼 다른(다소 부정확할 가능성이 있는) 방식으로 대량 생산되었다.

일부 교정의사가 중간 크기 브라켓이 치아 조절 능력이 다소 떨어진다는 것을 알게 되었다. 소구치 부위에는 문제가 별로 없고 몇몇 측면에서는 더 우수하기도 했지만, 중요한 전치 부위에서 회전이나 토크 조절 시 부족한 점이 뚜렷했다. 구강 전방부에서 중간 크기 브라켓은 적절히 기능했지만 일부 교정의는 원래의 뮌헨 브라켓보다 기능이 떨어진다고 느꼈다. 이러한 문제는 원래의 최대 크기 브라켓과 비교해서 중간 크기 브라켓은 폭경이 좁고(그림 9-7) 제작 공정상[5] 정확도가 감소할 수 있기 때문이었다.

2010년대의 보다 개선된 브라켓

1990년대의 최대 크기 브라켓이 보여 준 경사, 토크, 인-아웃에 있어서의 완벽한 정확성을 얻기 위해서는 절삭 가공 방식을 다시 사용하고 전치부에는 적절한 폭경을 부여해야 한다. 다행히도 현재는 최첨단의 컴퓨터 조절 제작 방식이 이용 가능해서 Computer Numerical Control(CNC: 컴퓨터 수치 조절) 공정을 이용해 절삭 가공한 중간 크기 브라켓이 유타주에서 생산되고 있다. 이 제품은 정밀하며 특히 일부 제작사가 오랫동안 간과해 왔던 인-아웃이 매우 정밀하다. 저자는 순전히 CNC 방식으로 제작된 새 세대 브라켓의 뛰어난 성능을 확인했는데 지난 10년 동안 찾아볼 수 없었던 치아 조절 능력을 가지고 있었다. 이 제작 방식은 허용 오차가 매우 작아서 기존의 금속 사출 성형 혹은 MIM 방식으로 제작된 제품보다 임상적으로 훨씬 뛰어난 성능을 가진 브라켓을 만들 수

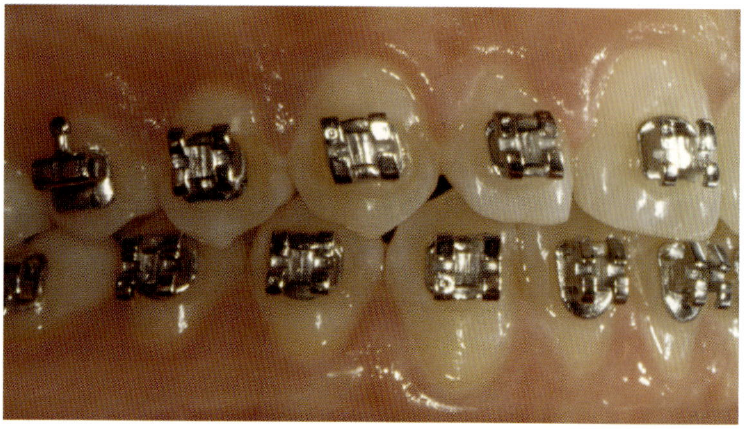

그림 9-8

2000년대에 중간 크기 브라켓이 대세가 되었다. 일부 교정의사들은 중요한 전치 부위에서 회전이나 토크 조절 등의 치아 조절에 문제가 있고 뮌헨에서 제작된 원래의 최대 크기 브라켓보다 성능이 떨어진다고 느꼈다. 이러한 문제는 좁은 폭경과 제작 공정상의 정확도 감소 때문이었다. 널리 사용되고 있는 생산법인 '금속 사출 성형(metal injection molding)' 혹은 MIM는 절삭(milling)과는 완전히 다른 방법이며 가변 수축 때문에 제작 오차가 크다. 절삭이 훨씬 더 정확한 제작이 가능하다.

있게 되었다(그림 9-9). 기존의 최대 크기 브라켓보다 단지 약간만 좁은 중간 크기 절삭 가공 브라켓이 우리가 찾던 해결책인 것 같다. 이 장치는 정확한 위치에 부착되기만 하면 뛰어난 치아 조절 능력을 발휘한다.

심미적 브라켓과 낮은 돌출도(low profile) 브라켓

심미적 브라켓

'금속 느낌을 주는 미소'를 피하기 원하는 환자를 위해 교정의사는 금속 장치와 이상적으로 동일한 사양의 다른 교정 장치를 필요로 한다(그림 9-10). 심미적 브라켓은 널리 사용되지만 금속 장치와 비교해 보면 단점이 많다. 이러한 단점에는 조절 능력의 감소, 부피의 증가, 파절이나 접착 실패 위험 증가, 대합치 법랑질 손상 위험, 제거 시의 어려움, 비용 증가 등이 있다. 이러한 결점을 환자에게 설명할 필요가 있고, 고난이도 부정교합의 경우에는 비금속 브라켓에 대한 환자의 요구과 심미적 브라켓의 부족한 성능으로 인한 치료의 어려움 사이에서 잘 균형을 잡을 필요가 있다.

낮은 돌출도(low-profile) 브라켓

낮은 돌출도 브라켓(그림 9-11)은 얇게 만들어야 하기 때문에 인-아웃을 정확히 만들어 주지 못했다. 그러나 슬롯의 기저부(base)가 정상적인 중간 크기 브라켓보다 치아 표면과 더 가깝기 때문에 경사와 토크를 정확하게 제작한다면 특히 하악 전치 부위의 치아 조절 능력이 뛰어나다. 이 장치는 교합간섭이나 장치 탈락이 적고 자가 결찰 장치(그림 9-11)보다 훨씬 더 편하다. 상악궁에서는 낮은 돌출도로 인한 환자의 편안함이 그리 크지 않아 정확한 인-아웃이 가능한 정상적인 중간 크기 브라켓이 합리적인 선택이다. 하악 전치부에서는 일부 증례에서 마무리 단계에 1차 굴곡(first order bend)이 필요함에도 불구하고 특히 과개교합을 가진 성인 부정교합 환자인 경우 낮은 돌출도가 갖는 장점이 더 크다.

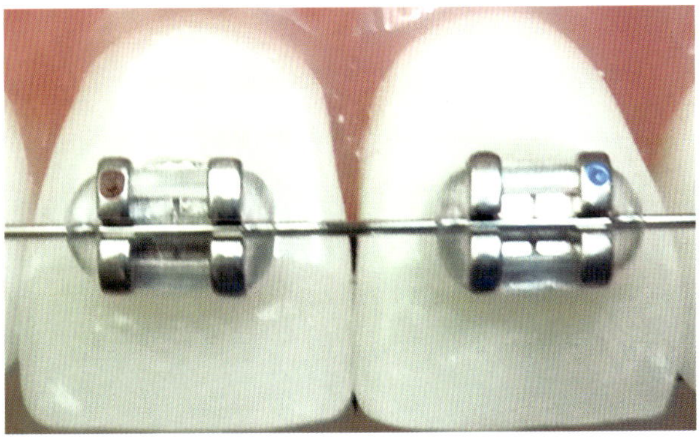

그림 9-9

스테인리스스틸의 컴퓨터 수치 조절 절삭법(CNC)으로 중간 크기 브라켓(그림 9-2)을 매우 정확한 오차 한계로 제작할 수 있으며, 기존의 금속 사출 성형 혹은 MIM 방식보다 임상적으로 우수할 것으로 보인다. 적절한 브라켓의 폭경과 정확한 위치에 부착하는 것이 필수적이다.

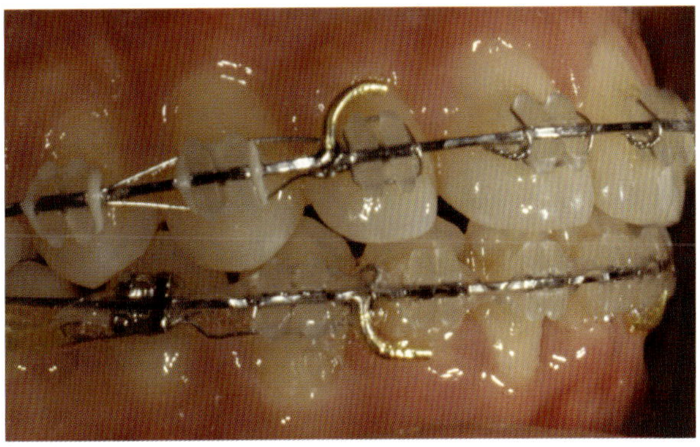

그림 9-10

심미적 브라켓은 금속 브라켓에 비해 치아 조절 능력의 부족, 부피 증가, 제거 시의 어려움, 추가적인 비용 등의 단점이 있다. 이런 단점이 없었다면 심미적 브라켓은 보다 많이 사용되었을 것이다.

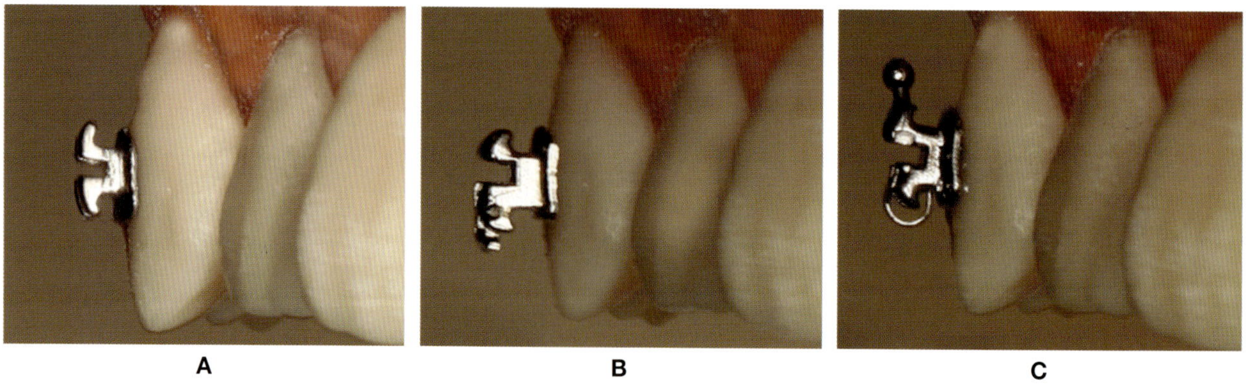

그림 9-11

낮은 돌출도 브라켓(A)은 교합간섭이나 장치 탈락이 적고 자가결찰 제품(B, C)보다 훨씬 더 편안하다. 얇게 만들기 위해 인-아웃(in-out)을 정확히 반영하지 못하지만 경사와 토크가 정확하게 만들어졌다면 하악 전치부에서는 뛰어난 치아 조절 능력을 보일 것이다.

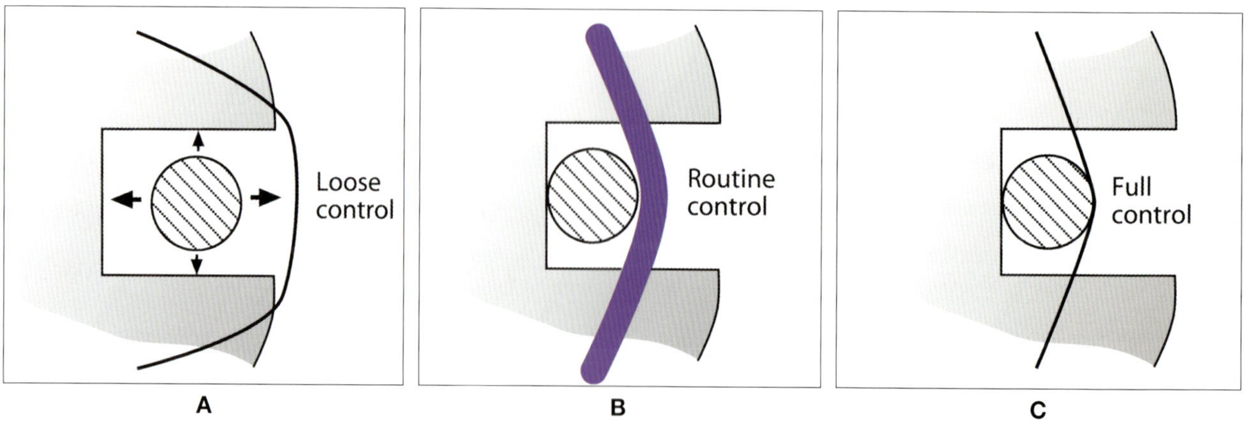

그림 9-12

A~C, 결찰 방식(tie-wing) 브라켓은 여러 가지 방법으로 조절이 가능하고 치료의 여러 단계에서 다양한 수준의 조절을 할 수 있다. 느슨하게 묶인 철사 결찰은 초기 배열을 위해 사용할 수 있고 이 방법은 자가결찰 브라켓보다 더 마찰이 적다고 알려져 있다(p.79, 80). 대부분의 치료 기간에 탄성 모듈로 일반적인 조절을 할 수 있지만 브라켓 사양을 최대한 발휘하기 위해 결찰용 로커(ligature locker)로 묶을 수도 있다.

결찰 방식 브라켓의 여러 가지 치아 조절 방법

증례의 필요성에 따라 교정의사는 결찰 방식 브라켓으로 3단계 조절이 가능하다(그림 9-12). 이러한 여러 가지 조절 방법은 자가 결찰 브라켓으로는 적용이 어렵거나 불가능하지만 결찰 방식 브라켓을 이용한 모든 증례에서는 언제나 이용이 가능하다.

- **느슨한(loose) 조절:** 불규칙한 치아를 초기에 빠르게 배열하기 위해서 아주 느슨한 조절을 적용할 수 있고(그림 9-12A), 이런 방법은 자가결찰 브라켓보다도 마찰이 없다고 알려져 있다.[3]
- **보통 조절:** 탄성 모듈(elastomeric modules)은 일반적으로 대부분의 치료 기간에 사용한다(그림 9-12B).

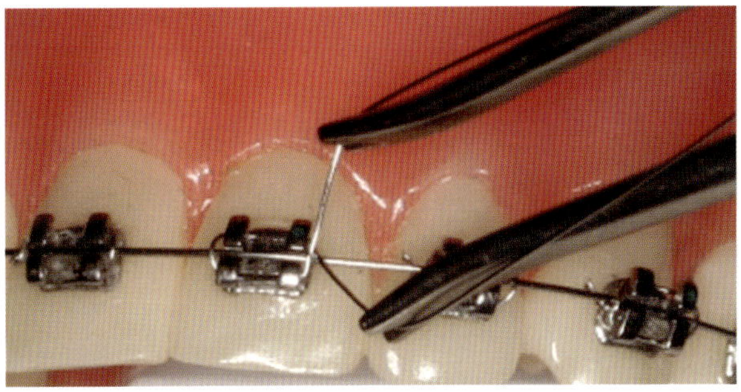

그림 9-13

결찰용 로커(ligature locker)는 특정 증례에서 브라켓 사양을 최대한 발휘하기 위하여 사용될 수 있는데 회전 및 토크 조절이 정밀하게 요구되는 증례에 좋다.

- **완전한(full) 조절:** 마지막으로, 어려운 증례에서 특정 치아에 최대한의 조절을 원하거나 토크나 회전을 최대한 바로잡기 위해 필요한 경우에 결찰용 로커(ligature locker)(그림 9-12C, 9-13)를 사용할 수 있다.

결찰 방식 브라켓의 치료 역학에서의 다용도성(versatility)

앞에 논의된 여러 가지 결찰 방법 외에도 결찰 방식 브라켓은 치료 역학 측면에서 교정의사가 여러 가지 방법을 사용할 수 있게 해준다. 이들 중요한 치료 방법 중 몇 가지는 자가결찰 브라켓에서는 사용이 어려우며 다음에 몇 개의 예를 제시한다.

부분 결찰

공간이 있을 때 회전된 치아의 윙 하나에만 부분적으로 결찰하는 것이 유용할 때가 있다. 이 방법은 결찰 방식 브라켓에서는 쉬운 술식이지만 자가결찰 브라켓에서는 보통 불가능하다.

탄성 체인(elastomeric chain)

탄성 체인은 현대의 교정치료 역학에서 중요한 역할을 하고 여러 가지로 임상 적용이 가능하다. 트윈 에지와이즈 결찰 방식(tie-wing) 브라켓에서 쉽게 사용할 수 있지만 많은 자가결찰형 브라켓 종류에서는 사용에 어려움이 있다.

세부 조절을 위한 호선 접기(detailing bend)

1차 '베이오넷 벤드(bayonet bend)'는 회전을 완전히 바로잡거나 약간 과교정하기 위해 치료의 마무리(closing) 단계에 유용하다(제3장). 통상적인 결찰 방식 브라켓은 다용도성이어서 이런 조절이 쉽게 가능하지만(그림 9-14), 많은 자가결찰형 브라켓에서는 철사를 구부린 다음 삽입하기가 어렵거나 불가능하고 설계상의 한계로 효과 자체가 없을 수도 있다.

회전 웨지(rotation wedge)

회전을 완전히 바로잡고 필요한 경우 과교정하고자 할 때 웨지가 유용하다(그림 9-14). 대부분의 자가결찰형 브라켓에서는 웨지 사용이 불가능하다(그림 9-15).

개별 브라켓 뒤집어 붙이기

통상적인 결찰 방식 에지와이즈 브라켓은 일부 증례에

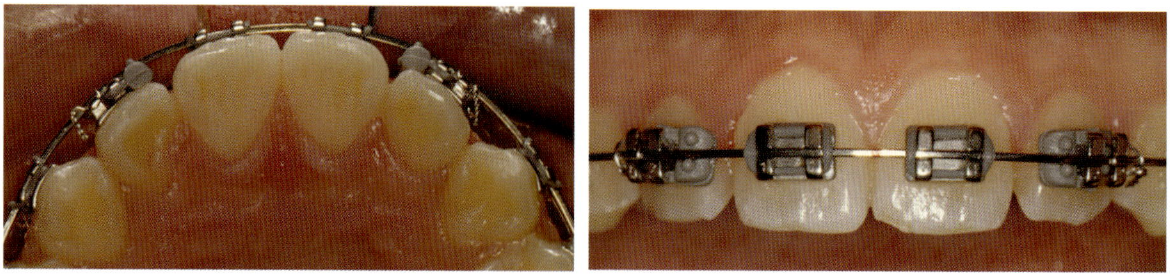

그림 9-14

A, B, 결찰 방식 브라켓에서 웨지는 흔하게 사용하는 술식이고 회전의 교정이나 과교정에 효과적이다. 대부분의 자가결찰 브라켓에서는 웨지 사용이 불가능하다.

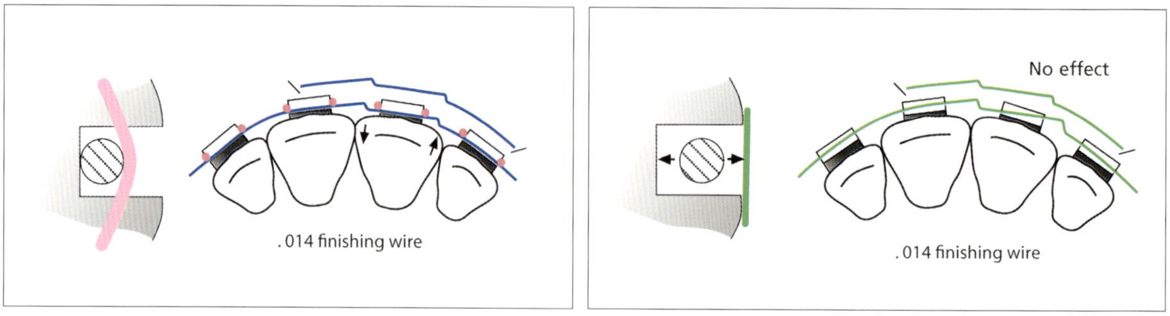

그림 9-15

A, B, 통상적인 결찰 방식의 에지와이즈 브라켓은 미세 조절 과정에서 '베이오넷 밴드'를 쉽게 사용할 수 있다. 상당수의 자가결찰 브라켓은 설계상의 문제로 이러한 조절이 효과가 없거나, 조절 후에는 호선을 삽입하기가 어렵거나 불가능하다.

서 호선 조절의 필요성을 줄이기 위해 뒤집어 붙였을 때도 잘 기능한다. 하지만 대부분의 자가결찰 브라켓에서 브라켓 뒤집어 붙이기는 브라켓 자체의 형태 때문에 교합간섭이 일어난다. 뒤집어 붙였을 때 발생할 수 있는 또 다른 문제는 일부 자가결찰 브라켓은 폐쇄 기전을 담당하는 부분이 교합력에 의해 멋대로 열려 버려서 호선이 저절로 빠지게 된다는 점이다.

안쪽에 위치한(instanding) 상악 측절치

상악 측절치가 안쪽으로 들어가 있는 증례를 치료할 때 측절치 브라켓을 뒤집어 붙이면 치료에 도움이 된다(그림 9-16).[4] 두 가지 방식으로 치료 역학에 도움을 준다.

- 각형 호선에 개별적인 토크 조절을 하는 데 필요한 체어 타임이 줄어 치료받는 시간이 짧아진다.
- 뒤집힌 브라켓은 치아에 적확한 토크를 부여하여 치근이 순측으로 이동하도록 한다. 이 방법은 호선 조절보다 정확하고 치근의 위치를 바로잡는 데 도움을 준다.

상악 측절치의 무형성(agenesis)

상악 측절치가 결손된 증례에서 측절치 공간을 폐쇄하기로 계획한 경우 상악 견치 브라켓을 뒤집어 접착하면 치료 역학에 도움이 된다(그림 9-17~9-19).

A B C D

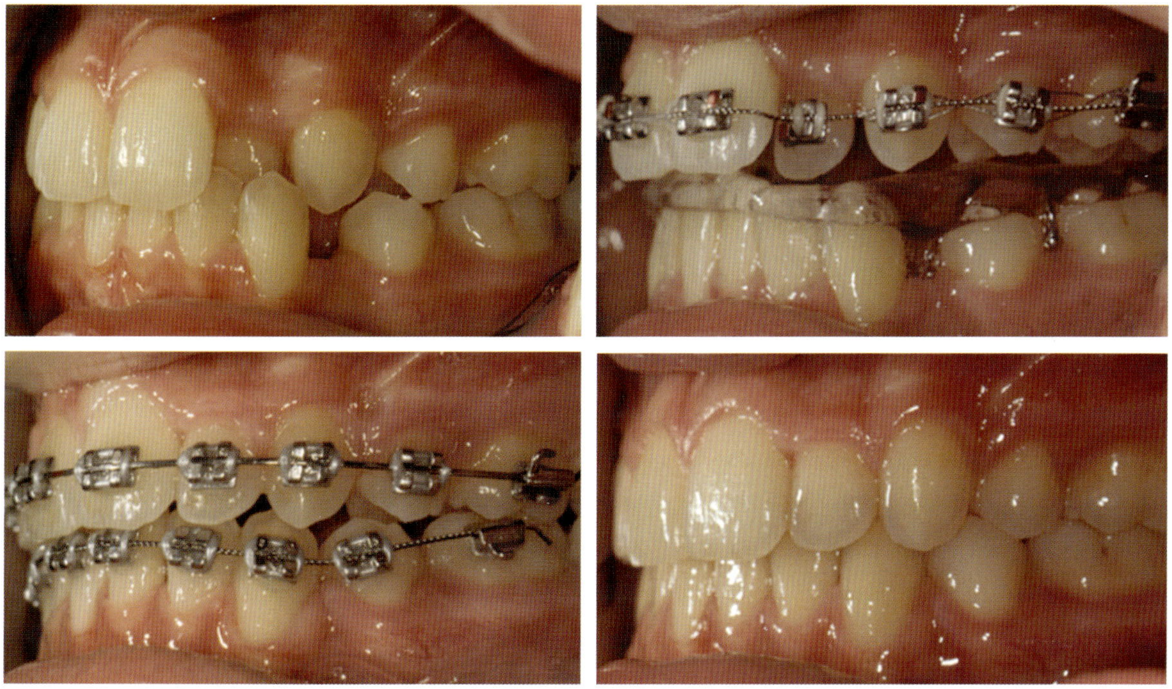

그림 9-16

A~D, 이 증례는 치료를 시작하면서 교합간섭을 제거하기 위해 하악에 가철식 장치를 사용하였다. 적절한 회전 및 토크 조절을 위해 최대 폭경 브라켓을 사용하였다. 호선 조절을 최소화하고 정확한 토크를 얻기 위해 안쪽으로 들어가 있는 측절치에 결찰 방식 브라켓을 뒤집어서 부착하였다. 브라켓 사양을 완전하게 발현시키기 위해 .021/.025 철사를 사용하였고 브라켓의 다용도성(versatility) 덕분에 호선 조절은 필요하지 않았다. 치료 기간은 19개월이었다. 대부분의 자가결찰 설계는 뒤집어 붙이기가 어려우며 최대 두께의 철사를 넣기도 어렵다.

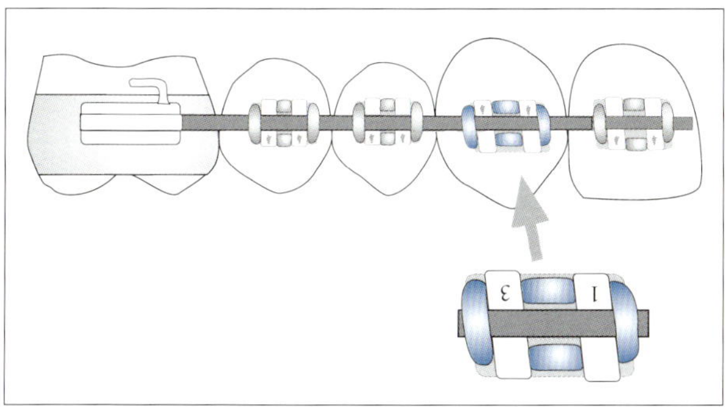

그림 9-17

상악 측절치 무형성 증례에서 공간을 폐쇄하기로 계획했을 때는 견치 브라켓을 뒤집어 붙이면 치료에 도움이 된다.

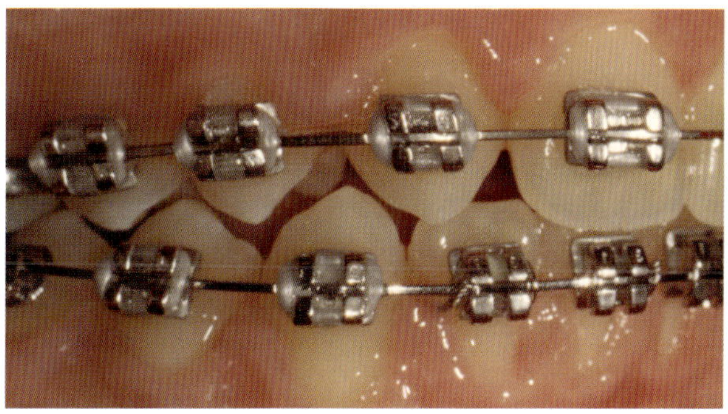

그림 9-18

이 거울에 비친 사진은 측절치 무형성에 따른 공간 폐쇄 증례에서 견치 브라켓 뒤집어 붙이기를 보여 주고 있다.

A 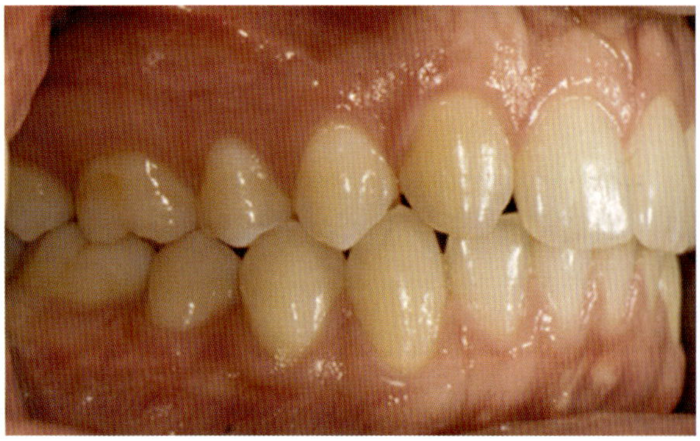 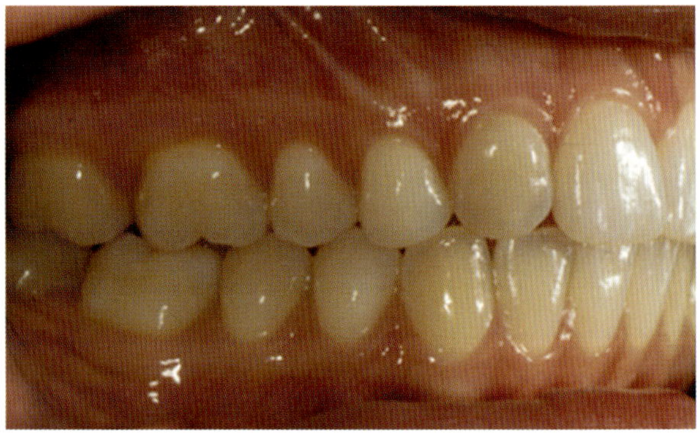 B

그림 9-19

A, B, 상악 측절치 무형성 증례에서 호선 조절의 필요성을 낮추고 정확한 토크 적용을 위해 상악 견치 브라켓을 뒤집어 부착하여 치료하였다. 적절하지 않은 훅이나 자가결찰 폐쇄 기전의 브라켓은 뒤집어 부착하기 어렵다. 이 사진은 Ectachrome™에서 발췌하였고 어떤 조절도 하지 않았다. 이 증례에서는 어떠한 수복치료도 하지 않았는데, 저자는 성인이 될 때까지 수복치료를 늦추는 쪽을 선호한다.

이러한 다용도성(versatility)은 앞서 설명한 측절치의 경우와 마찬가지로 호선 조절의 필요성을 감소시키고 토크의 정확성을 개선시켜 준다.[4]

전통적인 브라켓을 사용하면 뒤집어 부착하는 것이 일반적인 술식이지만, 몇몇 자가결찰 견치 브라켓은 고리(hook)가 없는 형태를 제작하지 않아 뒤집어 부착하기 어렵고 폐쇄 기전에도 문제가 발생할 가능성이 높다.

다용도성(versatility)

뒤집어 부착하는 것이 필요한 경우 효과적이기 때문에 통상적인 preadjusted 결찰 방식 브라켓이 추천된다. 대부분의 자가결찰 브라켓 형태는 뒤집어서 부착하면 여러 가지 문제가 발생한다.

참고문헌

1. Bennett J C, McLaughlin R P 1997 Orthodontic management of the dentition with the preadjusted appliance Mosby Edinburgh ISBN 0 7234 3265 1
2. McLaughlin R P, Bennett J C, Trevisi H J 2001 Systemized Orthodontic Treatment Mechanics Mosby, Edinburgh ISBN 072343171X
3. Hain M, Dhopatkar A, Rock P 2003 The effect of ligation method on friction in sliding mechanics. American Journal of Orthodontics and Dentofacial Orthopedics 123:416-422
4. McLaughlin R P, Bennett J C, Trevisi H J 2001 Systemized Orthodontic Treatment Mechanics Mosby ISBN 072343171X pages 40–47
5. Cash AC, Good SA, Curtis RV, McDonald F. 2004 An evaluation of slot size in orthodontic brackets — are standards as expected? Angle Orthod. 74: 450-453 (Recommended reading)

10

CHAPTER

비용에 대해서는 묻지 마라?

비용에 대해서는 묻지 마라?

"요즘 사람들은 모든 것의 가격을 알지만 가치는 아무것도 모른다."

Oscar Wilde, 아일랜드 시인, 노벨상 수상자, 드라마 작가, 평론가, 1854-1900.

이 책은 교정용 브라켓을 선택할 때 주요 쟁점이 되는 임상적 성능에 중점을 두고 있지만 가격적 부분을 언급하지 않을 수 없다. 시중에 나온 브라켓의 임상적 측면을 평가해 보면 어떤 제품이 사용하고자 하는 목적에 적절한지 알 수 있을 것이다. 그 다음에는 비용을 고려해야 하고 이에 덧붙여 이용 가능 여부, 서비스, 교정의사의 개인 기호 등과 같은 측면도 고려해야 한다.

브라켓을 바꾸는 것은 비용이 많이 들며 분명한 임상적 유익이 없는 한 바꾸지 말아야 한다(그림 10-1).

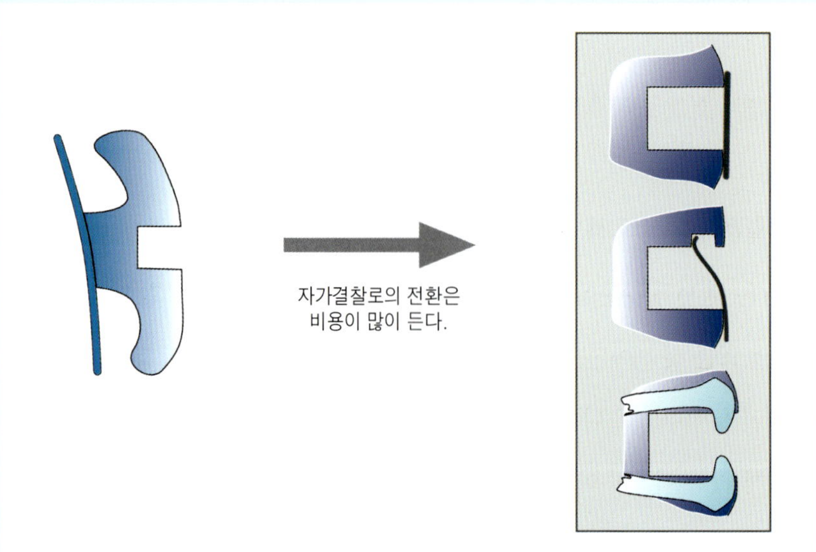

그림 10-1

브라켓은 종류별로 가격 편차가 매우 크고 새로 나온 자가결찰 브라켓은 보통 아주 비싸다. 그러므로 결찰 방식에서 자가결찰 방식으로 변경하게 되면 비용이 많이 들 것이다. 결찰 방식 브라켓은 자가결찰형보다 제작하기 덜 복잡하기 때문에 '품목당' 생산비용이 훨씬 적고, 개발비와 같은 신규 투자비용은 이미 다 회수되었다. 자가결찰 브라켓은 제작 과정에서 폐쇄 기전을 추가해야 하기 때문에 생산비용이 비싸고 신규 투자비용도 회수되어야 한다.

브라켓 변경 비용에 대한 평가 필요성

새로운 종류의 브라켓 광고들 때문에 교정의사는 충동적으로 사용하던 브라켓을 바꿀지 모른다. '비용은 비싸 보이지만 할인 받을 수 있고, 광고는 이 브라켓이 수많은 이익을 가져다 줄 것이라고 확신하게 한다. 내원 횟수를 줄일 수 있고 발치 가능성이 낮아지면 총 치료 기간이 짧아진다고 들었는데 왜 비용에 대해 걱정하는가?' 불행히도 이 장의 마지막에서 설명하겠지만 결찰 방식에서 자가결찰 브라켓으로 변경하는 데 10만 달러 이상이 소요되기 때문에 비용에 대해 반드시 고려해야 하고 재정적인 조언을 미리 들을 필요가 있다. 지속적인 경비가 매년 66,000달러나 증가할 수 있다.

상당한 경비가 포함된 문제이므로 브라켓을 변경하기 전 공급자에게 서면으로 견적을 받을 필요가 있다. 특별 할인 적용 이전의 브라켓의 원래 가격이 표시되어야 하며, 할인 내역에 대해 명확히 서술해야 하고, 적용 기간도 덧붙여야 한다. 판매상은 첫 번째 주문에만 할인을 적용할 것인가? 아니면 첫 달 또는 첫 해에만? 다른 교정의사가 받는 가격과 동일한가? 아니면 더 나쁜가? 변경에 따르는 전체 비용을 명확히 하기 위하여 이 대답들을 재정 혹은 금융 고문(advisor)과 논의하여야 한다.

브라켓 가격

특정 교정 브라켓의 가격은 보통 부위별로 다르고 광고나 웹사이트에는 가격이 나와 있지 않다. 대략 1달러 정도의 저가 브라켓부터 개당 20달러가 넘는 새로 나온 디자인에 이르기까지 가격 편차가 크다.[1] 새로 나온 브라켓은 보통 매우 비싸며 브라켓의 할인 전 정확한 가격에 대해 물어보면 "당신 지역 판매상에게 문의하세요"라는 대답을 듣게 된다. 새로운 브라켓에 높은 가격을 책정함으로써 영업사원이 첫 번째 주문 때 파격적인 할인을 제공해 줄 수 있다.

브라켓 생산 비용의 배경

결찰 방식 브라켓은 자가결찰 브라켓보다 생산이 덜 복잡하기 때문에 '품목당' 생산비용이 낮고 초기 투자비용이 과거에 이미 회수되었다. 이러한 요인 때문에 자가결찰형보다 합리적인 가격이 나오게 된다(그림 10-2). 간단하게 조사해 본 결과 세 가지 결찰 방식 브라켓의 가격은 각각 2.80, 0.99, 4.30달러로 평균 2.70달러였다. 대표적인 자가결찰 브라켓의 가격은 17.35, 22.55, 7.99달러로 평균 15.96달러였다.

자가결찰 브라켓은 제작 시 폐쇄 기전을 추가해야 하기 때문에 생산비용이 더 비싸고, 새로운 제품을 출시하면 초기 투자비용도 회수해야 한다. 이러한 이유로 가격이 매우 높게 책정되고 광고와 교정 세미나에서 극단적인 상업적 주장이 나오게 된다.

변경에 따르는 실제 비용 실례

Preadjusted 결찰 방식 에지와이즈에서 자가결찰 브라켓으로의 변경은 기존 재고의 결손처리와 대략 50케이스 정도의 사용 물량 확보(working stock) 비용이 필요하다(그림 10-3). 2009년 10월의 브라켓 가격 기준으로 평가해 보면 자가결찰 브라켓은 보통 최소한 3배 이상 비싸고, 300명이 교정치료를 받는 경우 자가결찰로 변경하는 데 드는 비용이 1년에 10만 달러를 넘을 수도 있다.

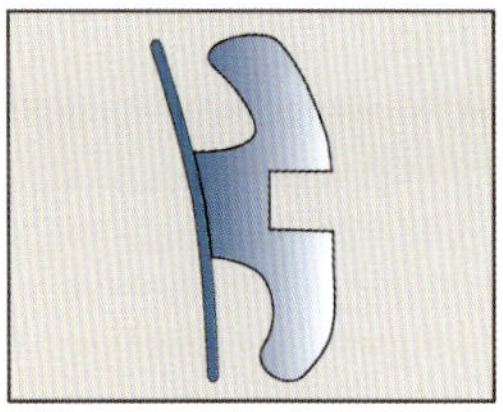

평균 가격 $2.70?

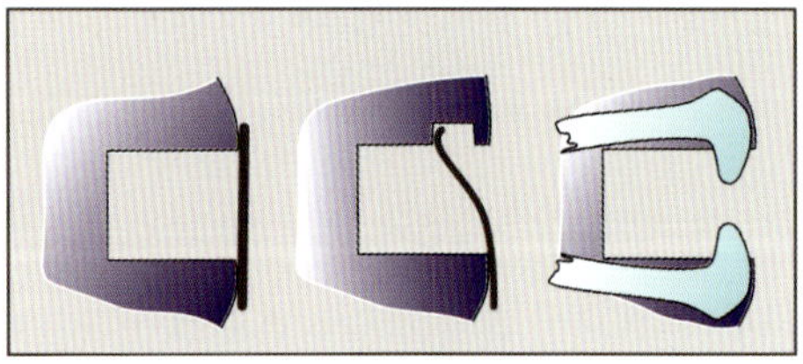

평균 가격 $15.96?

그림 10-2

브라켓의 가격은 애매한 영역이고 대다수 제작사가 정확한 견적을 제공하지 않지만 자가결찰형은 기존 결찰 방식 브라켓보다 4배 혹은 5배 정도 더 비싸다.

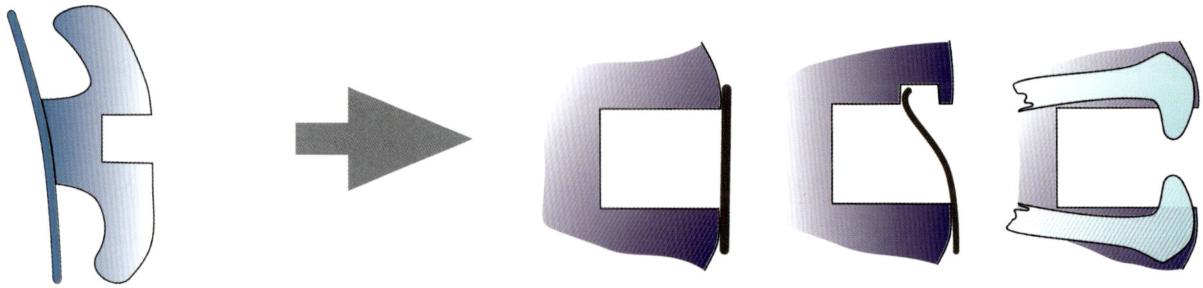

	결찰 방식 고수	SLB로 변경
기존 재고의 결손처리	0	5,400달러
50세트의 SLB 구매	0	15,950달러
300세트 준비 @54/319달러	16,200달러	95,700달러
합계	**16,200달러**	**117,050달러**
변경하지 않는다면 100,850달러가 절약된다.		

그림 10-3

다음 예시는 결찰 방식 브라켓에서 자가결찰 브라켓으로 변경하는 데 소요되는 예상 비용을 보여 준다. 변경 전에 판매상으로부터 할인 전 브라켓의 원래 가격을 적은 서면 견적을 받아야 한다. 할인의 조건이 적용되는 기간과 함께 명확하게 기술되어야 한다. 기존 브라켓과 가격을 비교하고 변경으로 인한 모든 비용과 앞으로 매년 발생할 비용을 명확히 하기 위해서 이 모든 사항을 회계 혹은 재정 고문과 의논해야 한다.

A 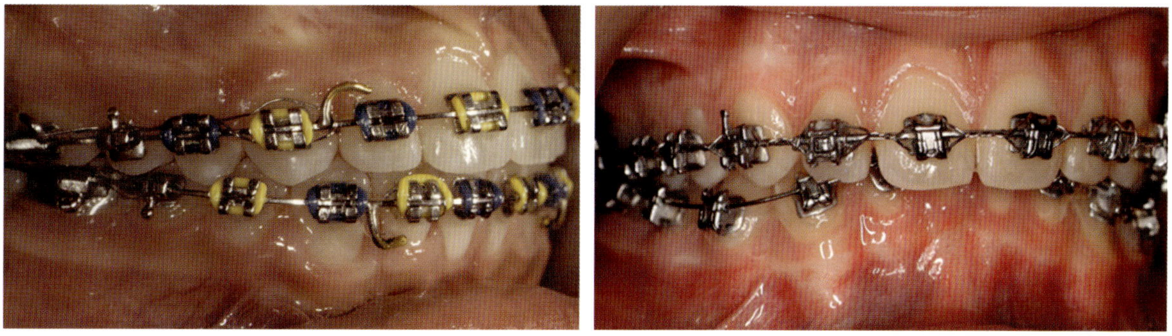 B

그림 10-4

A, B, 결찰 방식(tie-wing) 브라켓에서 자가결찰로 변경하게 되면 치아 조절 능력은 떨어질 것이고 1년에 66,000달러 이상의 추가 비용이 발생할 것이다.

결찰 방식(tie-wing) 브라켓에서 자가결찰로 변경하기 전에 분명히 알아 두어야 할 것은 치아 조절 능력은 떨어지면서 상당한 비용이 든다는 점이다(그림 10-4). 변경을 하게 되면 자가결찰 브라켓으로 환자를 치료하는 데 계속적으로 많은 비용이 소요될 것이다. 1년에 250증례를 치료하면 대략 5,000개의 브라켓이 필요하다. 브라켓의 개당 가격이 2.70달러에서 15.96달러로 증가한다고 가정하면 예상되는 브라켓 비용은 13,500달러가 아니라 79,800달러가 된다. 매년 66,300달러라는 비용이 더 든다는 의미이다.

비용

자가결찰 브라켓으로 변경하기 전에 회계사로부터 조언을 받는 것이 좋다. 양질의 결찰 방식 브라켓은 보다 비용 효율적이라는 점 또한 장점이다.

참고문헌

1. Website of othodonticproductsonline.com

11

CHAPTER

교정용 브라켓의 선택

1. 어떤 수준의 치료를 할 것인가?
2. 슬롯 사이즈는 .018인가 .022인가?
3. 싱글 윙 또는 트윈?
4. 금속 브라켓
5. 심미 브라켓
6. 브라켓의 사양
7. 정확한 제작
8. 고리
9. 결찰 방식 대 자가결찰 브라켓
10. 맺음말

교정용 브라켓의 선택

"나는 끝끝내 실패할 수 있는 모든 방법을 다 해보았기 때문에 성공할 수밖에 없었다."

Thomas Edison(백열등을 발명하기 위한 10,000번째 시도 후에)

이번 장은 앞의 10개 장에서 나왔던 내용을 종합한 것이다. 브라켓 선택의 가장 중요한 측면을 요약하고 올바른 결정을 내릴 때 사용되는 열 가지 확인 사항을 제시한다.

1. 어떤 수준의 치료를 할 것인가?

교정의사는 제공할 치료의 수준을 결정하고 치료를 시작할 필요가 있다. 제2장에서 설명했듯이 만약 치료 목표가 최고 수준의 결과를 달성하고 정상적인 교정 원칙을 따르면서 꼼꼼한 마무리치료를 해주는 것이라면 브라켓을 선택할 때 굉장히 신중할 필요가 있다. 가능한 적절한 시험 과정을 거쳤고, 효과적이며, 환자에게 편안하고, 파손의 위험이 없으면서, 비용적으로도 적절한 브라켓을 사용하고자 하는 바람이 있을 것이다.

일반적으로 환자를 잘 배려하면서 전문가답게 환자의 불편감을 최소로 하면서 교정치료를 제공하고 싶은 욕구 혹은 의지(determination)가 있을 것이다. 교정용 브라켓의 선택은 이러한 부분과 연관이 있는데 몇 가지 브라켓은 편안하면서 그 기능을 신뢰할 수 있기 때문이다. 만약 브라켓이 편안함을 주지 못하거나 자주 파손된다면 환자가 불편하게 될 것임은 분명하다.

교정치과 대부분 어린이 환자 비율이 높은데 어린이들은 결찰 방식 브라켓에 색깔이 있는 모듈을 사용하는 것을 치료에 있어서 '재미있는' 측면으로 느낀다(p.70). 심지어 일부 어린이 환자는 이번 달의 색깔을 결정하기 전 친구들과 상의하기까지 한다.

치료의 목표가 American Board of Orthodontics (ABO)의 기준을 만족시키는 치료를 하는 것이라면 적절한 조절과 정확한 사양(prescription)의 발현을 위해 최고 수준의 브라켓이 필수적이다(그림 11-1, 11-2). 필요조건으로는 치아 조절 능력이 가장 중요하고, 작은 크기, 다용도성(versatility), 신뢰성, 합리적인 비용 등이 있다. 마지막으로 어떤 브라켓이 이러한 요구조건을 가장 잘 만족시키고 치료 목적에 적합한 것인지를 결정하면 된다.

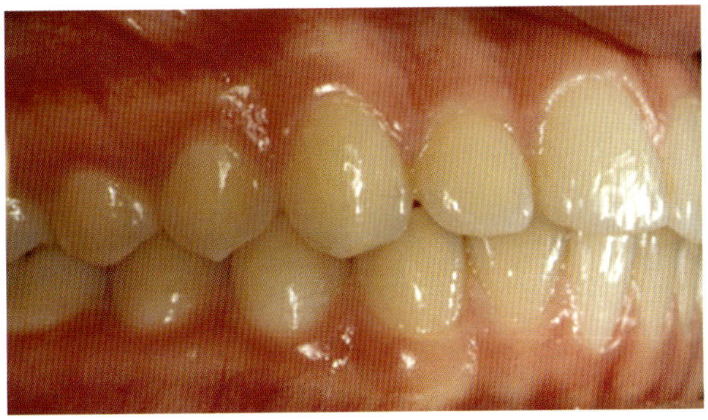

그림 11-1

치료의 목표가 ABO 표준으로 치료하는 것이라면 최고 수준의 브라켓이 필수적이다. 정확하게 접착되어야 하고 치료 체계의 일부로 사용되어야 한다.

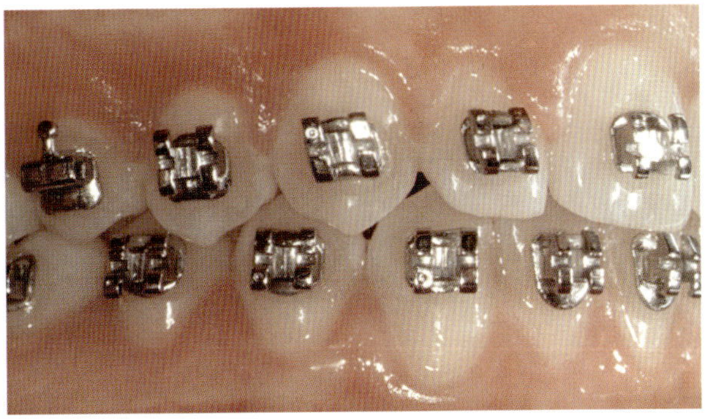

그림 11-2

적절한 시험 과정을 거쳤고, 효과적이며, 편안하고, 파손 위험성이 없고, 비용이 합리적인 브라켓을 선택할 필요가 있다.

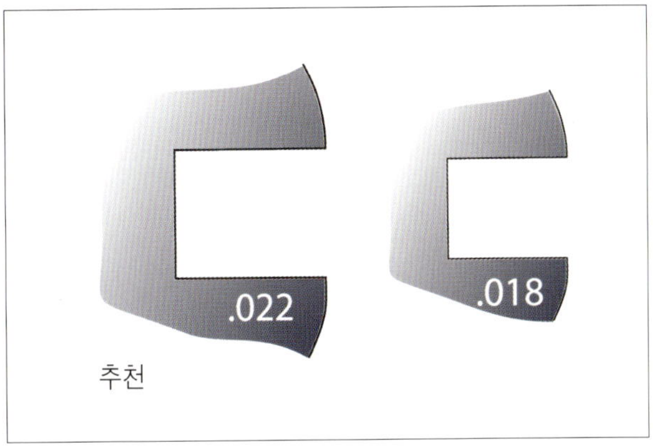

그림 11-3

2. 슬롯의 크기는 .018인가 .022인가?

보다 슬롯이 큰 .022 슬롯이 활주 역학을 사용할 때 조절 능력이 뛰어나고 수직피개 개선이 쉽기 때문에 .018 슬롯을 선택할 이유가 없다. 교정학계에 .018에서 .022로 꾸준한 이동이 일어나고 있으며 대세를 따르는 것이 좋다(그림 11-3).

3. 싱글 윙 또는 트윈?

싱글 윙형보다 트윈 '샴(Siamese)' 결찰 방식 브라켓이 더 나은데 회전과 경사(tip) 조절이 용이하고(제3, 4장) 다용도성이 높기 때문이다. 현대의 교정용 호선들과 활주 역학이 브라켓 간 간격(inter-bracket distance)의 중요성을 줄여 버렸다(그림 11-4).

4. 금속 브라켓

잘 제작된 중간 크기 금속 브라켓은 적절한 결찰 윙(tie-wing), 훌륭한 식별 시스템, 경사, 회전, 토크 조절을 확실하게 해줄 수 있는 충분한 폭경 등의 특징 때문에 좋은 교정치료 체계의 초석(cornerstone)이 되었다(그림 11-5). 특히 인-아웃에 최적의 정확도를 가지려면 CNC

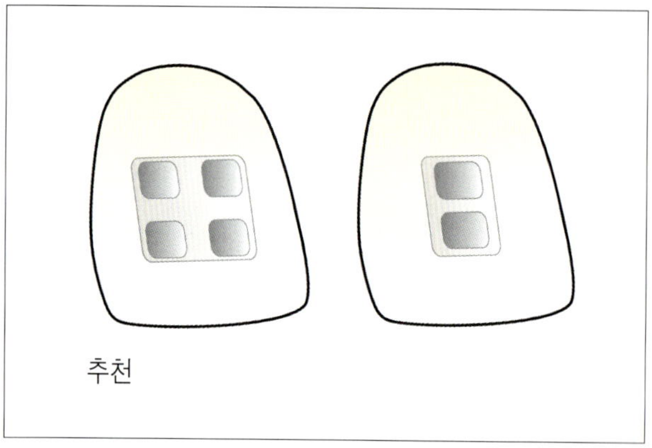

그림 11-4

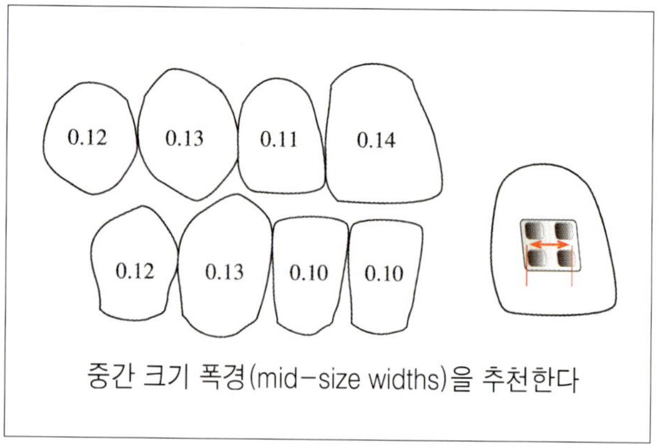

그림 11-5

공정을 통해 제작하는 것이 이상적일 것이다. 앞에서도 얘기했듯이 이 방법으로 기존의 금속 사출 성형법 혹은 MIM법보다 임상적으로 월등한 브라켓을 제작할 수 있고, 저자는 지난 10여 년간 볼 수 없었던 뛰어난 치아 조절 능력을 가진 새로운 세대 브라켓의 성능을 확인했다.

최대 폭경 브라켓의 사용에 대하여 p.31~32에 논의하였다. 상악 전치부의 토크나 회전 조절이 필요한 증례에서는 넓은 브라켓이 가장 효과적이며, 중간 크기 브라켓으로도 이런 증례를 동일하게 치료할 수 있다면 좋을 것 같다. 그러나 이런 브라켓은 현재까지 만들어지지 않았다.

낮은 돌출도(low-profile) 브라켓은 얇게 만들기 때문에 인-아웃이 약간 불완전하지만 유용한 선택이 될 수 있다. 경사와 토크를 정확하게 제작하여 사용하면 하악 전치 부위에서 치아 조절 능력이 훌륭하다. 마무리 단계에 종종 1st order 조절을 해주어야 할 필요가 있지만 장점이 더 크다.

5. 심미 브라켓

심미적 브라켓을 선택해야 하는 경우에는 견치부가 두꺼워 사용에 어려움이 있을 수 있다(그림 11-6). 심미 브라켓으로 치료 마무리를 할 때는 인-아웃 문제 때문에 전치 부위에 보통 미세 조절 굴곡(detailing bends)이 필요할 것이고, 브라켓 기저부가 두꺼워 하악 전치부의 회전을 바로잡기 힘들 수도 있다. 그래서 가능하면 금속 브라켓이 더 좋은 선택이라 할 수 있다. 심미 브라켓을 사용해야 할 때는 금속 슬롯이 있는 것(그림 11-7)만 사용하고, 상악 전치부에만 제한적으로 사용하고, 치료의 마무리 단계에 호선 조절이 필요한 것을 예상하기 바란다. 몇몇 증례에서는 환자들이 치료 마무리 단계에서 낮은 돌출도 금속 브라켓으로 장치를 바꾸는 데 동의할 것이다.

6. 브라켓의 사양(prescription)

McLaughlin Bennett Trevisi의 브라켓 사양은 잘 만들어졌고 널리 사용되고 있다. 경사와 토크값을 결정한 배경 근거는 1997년 출시되었을 때[1] 자세히 설명한 바 있다(그림 11-8). 이 사양은 약하고 지속적인 힘과 활주 역학 등을 포함하는 전반적인 치료 철학의 필수적인 부분이다.

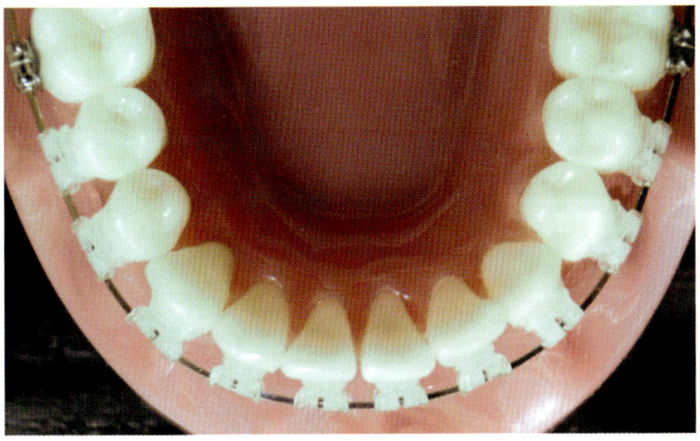

그림 11-6

심미 브라켓은 견치 부위가 두꺼운 경우가 많다. 브라켓 기저부의 두께 때문에 인-아웃에 문제가 있을 수 있고 하악 전치부의 회전을 바로잡기 힘들지도 모른다.

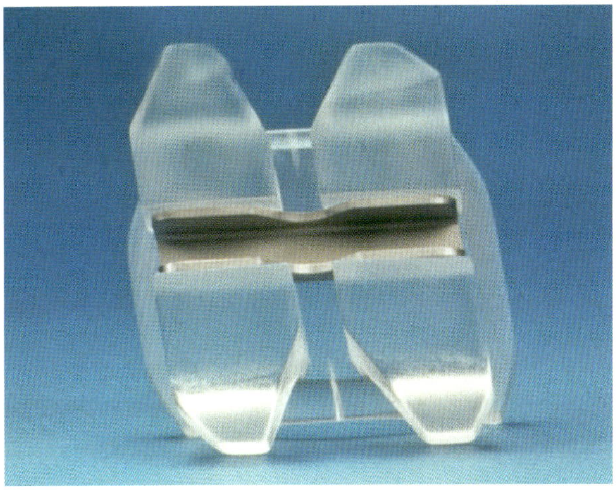

그림 11-7

심미 브라켓을 사용하고자 한다면 금속 슬롯이 있고 정확하게 제작된 것만을 추천한다.

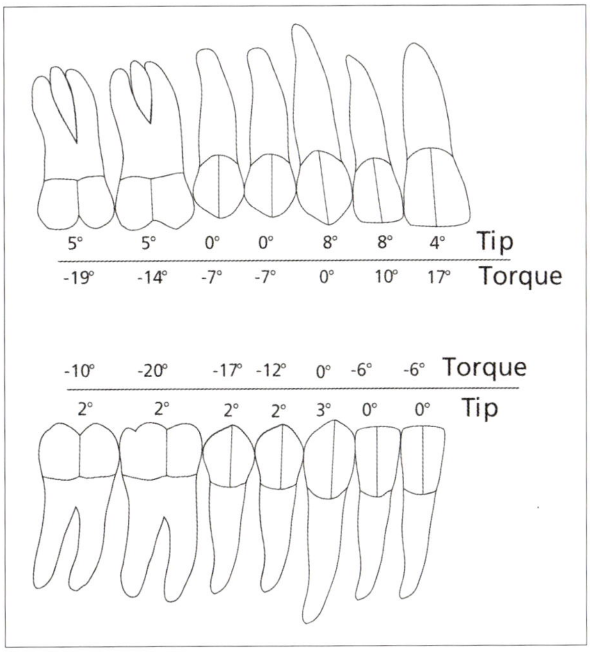

그림 11-8

1997년 소개된 MBT의 브라켓 처방은 널리 사용되고 있다.

이 브라켓 처방은 긴 세월의 시험에 견뎌 왔고 12년 이상 잘 사용되어 왔다. McLaughlin Bennett Trevisi 철학을 기반으로 한 최초의 최대 크기 브라켓은 뮌헨에서 정밀하게 제작되었으며 모든 증례에서 전치부 토크를 훌륭하게 조절할 수 있었다(제9장). 상악 전치 토크값이 +17° 이고 적절한 역학과 정밀한 브라켓을 사용하면 이 브라켓 사양은 좋은 결과를 만들어준다. 만약 토크 조절에 어려움이 있다면 그것은 아마도 부적합한 브라켓 성능이나 공간 폐쇄 시의 과도한 힘 때문일 것이라 생각되며, 해결책은 상악 중절치에 실제로 17° 의 토크를 전달할 수 있는 보다 나은 브라켓을 사용하는 것으로 여겨진다. 현재 상악 전치부 처방을 변경해야 하는 경우는 없다.

7. 정확한 제작

정확한 제작은 중요하며 제작사가 인쇄물에 표시한 대로 사양이 정확해야만 한다. 이것을 점검하는 것이 가장 중요하고(그림 11-9, 11-10), 의심이 드는 경우에는 구입하기 전에 정밀도에 관한 짧은 서면 설명을 요구하거나 연구실에서 정확한 치수를 측정해야 한다. 여러 연구를 통해 정해진 것보다 큰 슬롯 등 부정확한 제작이 많다는 사실이 알려져 있다(p.47).

8. 고리(hook)

McLaughlin Bennet Trevisi 치료 역학에서 견치와 소구치 부위의 고리는 필요하지 않다(그림 11-11, 11-12). 고리가 없는 브라켓을 사용하면 청결하고 환자는 보다 편안하다(p.72). 마무리 치료 시 훅이 필요하다면 간단히 고바야시 결찰(Kobayashi ties)이나 다른 임시적인 방법을 사용하면 된다.

9. 결찰 방식(tie-wing) 대 자가결찰 브라켓

교정의사들이 70년 이상 자가결찰 브라켓을 적절한 기능을 수행할 수 있도록 개선해 왔지만 자가결찰 브라켓은 아직 개발 단계이기 때문에 '연구 진행 중'이라고 말할 수 있다. 2005년 이후로 제품이 급증하고 있는데(그림 11-13), 그 이유 중의 하나는 설계와 생산에서 컴퓨터를 이용하기[2,3] 때문이다. 그러나 단점들은 아직까지도 해결되지 못했고 다른 새로운 장치들이 계속 개발되어 나올 것 같다. 새로 시도되었다가 실패한 수많은 제품들이 있고 근본적인 개념에 결함이 있기 때문에 이러한 실패는 계속될 것으로 보인다.

10년 정도 지나면 자가결찰 브라켓이 교정학 분야에서 인정받는 위치를 갖게 될지 모르지만 최소한 현재까지는 결찰 방식의 브라켓이 더 낫다(그림 11-14).

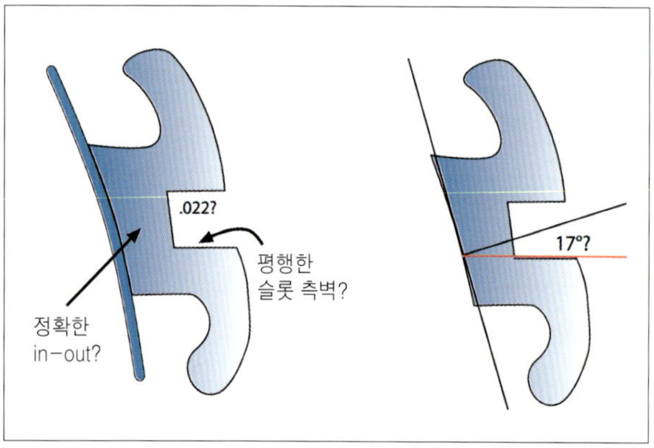

그림 11-9

제작사의 인쇄물에 적힌 대로 사양이 정확한지 점검하는 것이 중요하다.

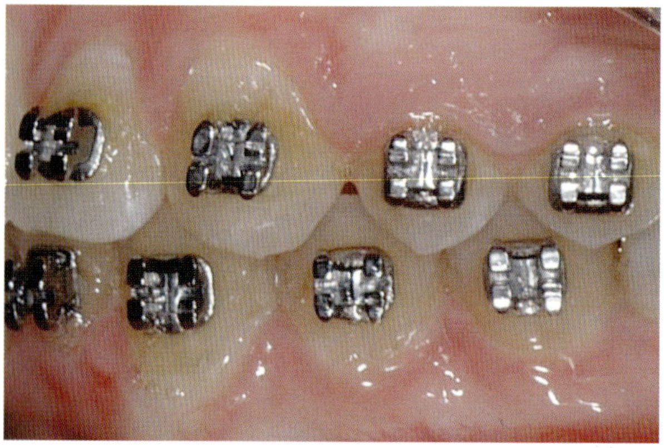

그림 11-10

이 브라켓은 Computer Numerical Control(CNC) 공정을 사용하여 제작된 정밀 절삭 브라켓이다. 정확하게 접착하고 올바른 역학을 사용한다면 매우 훌륭한 결과를 안겨 줄 것이다.

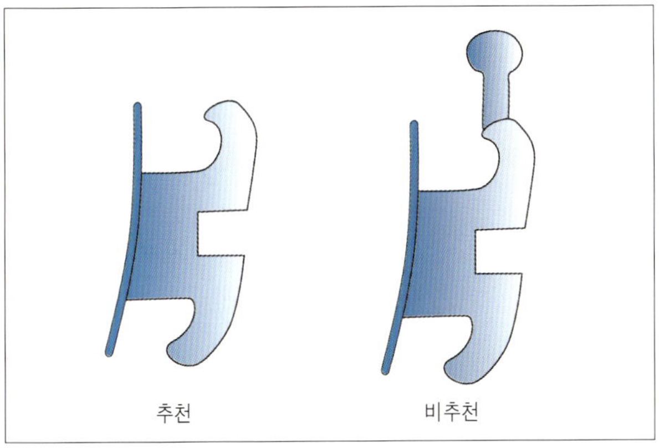

그림 11-11

견치 및 소구치 부위의 훅은 추천하지 않는다.

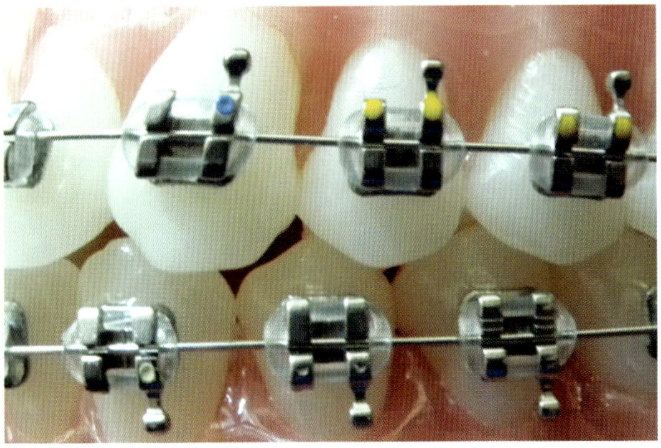

그림 11-12

훅을 사용하지 않는 것이 환자를 배려하는 것이며, 훅은 적절한 치료 역학을 사용한다면 필요하지 않다. 불편하고 음식 잔사가 끼기 쉽다.

브라켓	년도
Russell Lock	1935
Edgelok	1972
Mobil-Lock	1980
Speed	1980
Activa	1986
Time	1994
Damon SL	1996
TwinLock	1998
Damon 2	2000
In-Ovation	2000
In-Ovation R	2000
Philippe	2002
SmartClip	2004
Sure	2005
Quick	2005

2005년 이후

Damon 3MX
In-Ovation C
Clarity SL
Synergy R
Autonomy
Lotus
Carriere LX
SmartClip SL3
Damon Q
Phantom
QuickKlear
Discovery SL

(All trademarks acknowledged)

그림 11-13

이 목록은 Harradine(2003)과 Fleming 등(2008)으로부터 만들어졌다.

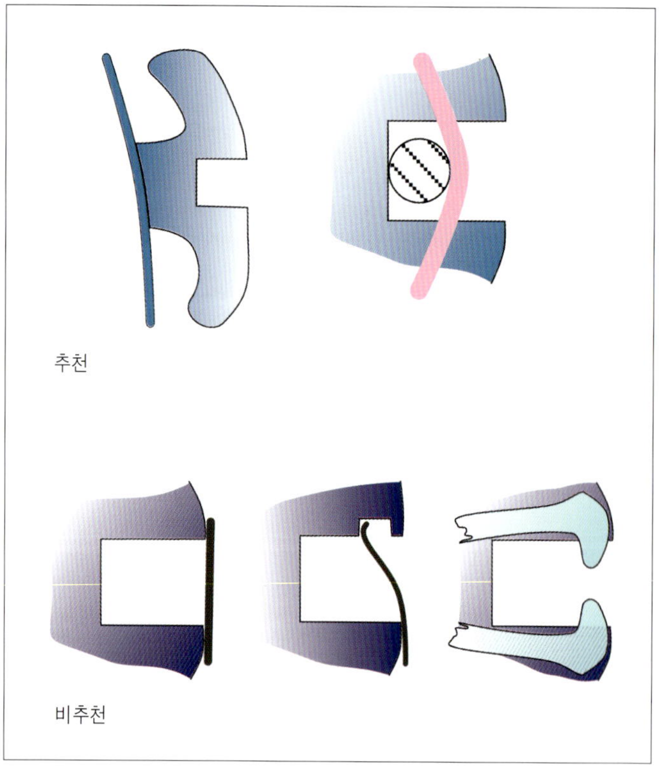

그림 11-14

결찰 방식 브라켓은 긴 세월 동안 시험 과정을 거쳐 왔기에 더 믿을 만하다.

10. 맺음말

자가결찰은 재미있는 개념이고 교정학 분야의 미래에 큰 역할을 할지도 모른다. 현재까지는 환자들이 비싸면서 불편한 경험을 하는 것 같고, 결과가 더 좋다거나 치료 기간이 짧아진다는 믿을 만한 증거는 전혀 없으면서, 장치 탈락의 위험이 높아 환자들이 교정진료실에 추가로 더 내원해야 할 수도 있다.

최근 교정 전문의 사이에 자가결찰 브라켓이 교정학 분야에서 앞으로 '중요한 유행(big thing)' 이 될 것이라는 생각이 널리 퍼져 있고, 많은 교정의사가 '많은 사람들이 자가결찰 브라켓을 쓰는 것처럼 보인다' 고 생각해 유행에 편승해야 할 필요성을 느끼고 있다. 그러나 좋은 생각이 아니다.

여러 해 동안 수많은 종류의 브라켓 형태가 시도되어 왔고 자가결찰형은 70년 이상 개발되어 왔지만, .022 preadjusted 에지와이즈 결찰 방식 브라켓이 아직까지 대다수의 선택을 받는 데는 타당한 이유가 있다. 이 장치는 오랜 세월의 시험 과정을 거쳤다.

교정의사나 환자가 자가결찰 브라켓을 사용하여 조금이라도 이득을 볼 수 있는지 의심스럽다. 잘 정립된 치료법을 사용하여 기존의 preadjusted 결찰 방식 브라켓을 사용하는 것이 아마 훨씬 좋을 것이고, 바라건대 전문가들이 이러한 사실을 점차 인지하여 과거의 위대한 교정의사의 가치로 돌아오기를 고대한다.

교정의사로서 우리에게 자가결찰 브라켓을 사용할 이유가 있을지도 모르지만, "환자를 보다 잘 치료하고자 하는 열망"이 자가결찰 브라켓을 사용하는 이유에 포함되어서는 안 된다. 현재는 이상적인 치료 역학을 사용하여

통상적인 결찰 방식 브라켓을 사용하는 것이 보다 합리적인 선택이다.[4]

참고문헌

1. Bennett J C, McLaughlin RP 1997 Orthodontic management of the dentition with the preadjusted appliance Mosby Edinburgh ISBN 0 7234 3265 1
2. Fleming P S, Dibiase A T, Lee R T 2008 Self-Ligating Appliances: Evolution or Revolution J. Clin. Orthod. 641-650
3. Harradine N W 2003 Self-Ligating brackets: Where are we now? J. Orthod. 30:262-273
4. McLaughlin R P, Bennett J C, Trevisi H J 2001 Systemized Orthodontic Treatment Mechanics Mosby, Edinburgh ISBN 072343171X

찾아보기

역자 약력

정 민 호 DDS, MSD, PhD

- 서울대학교 치과대학 졸업
- 서울대학교 치과대학 교정과 수련 및 박사 학위 취득
- 서울대학교 치의학대학원 교정과 겸임 조교수
- 경희대학교, 카톨릭대학교, 성균관대학교(삼성의료원), 한림대학교 외래교수
- 대한치과교정학회지, 유럽교정학회지, Angle Orthodontist 투고논문 심사위원
- 미국 Angle Society of Orthodontists 정회원
- Member of Marquis Who's Who Medical and Healthcare
- 아너스치과의원 원장

백 철 호 DDS, PhD

- 서울대학교 치과대학 졸업
- 일본 Tsurumi 대학교 교정과 수련 및 박사 학위 취득
- 미국 UCSF 교정과 방문교수 역임
- 미국 UCLA 교정과 객원교수 역임
- 미국 Angle Society of Orthodontists 정회원
- 서울대학교 치의학대학원 교정과 겸임 조교수
- 새이치과의원 원장

제 2 판

교정용 브라켓 선택의 기본 가이드

발행일 2012년 1월 15일
저 자 John C Bennett
역 자 정 민 호 · 백 철 호
발행인 최 용 원
편 집 이 은 의
표 지 이 은 의
발행처 **대한나래출판사**
등 록 제6-0365호(1994. 12. 14)

주 소 서울특별시 동대문구 용두동 102-65
전 화 (02) 922-0840
팩 스 (02) 922-0841
이메일 dhpub@chol.com

ISBN 978-89-5741-235-0 **정가 50,000원**